어르신 기억력 강화를 위한

색칠공부

민화 1

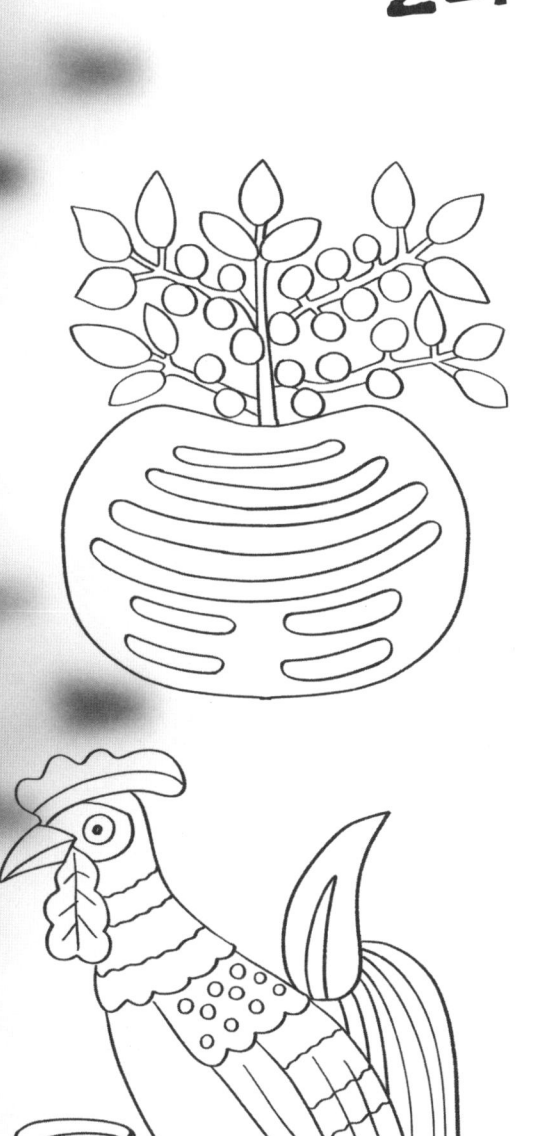
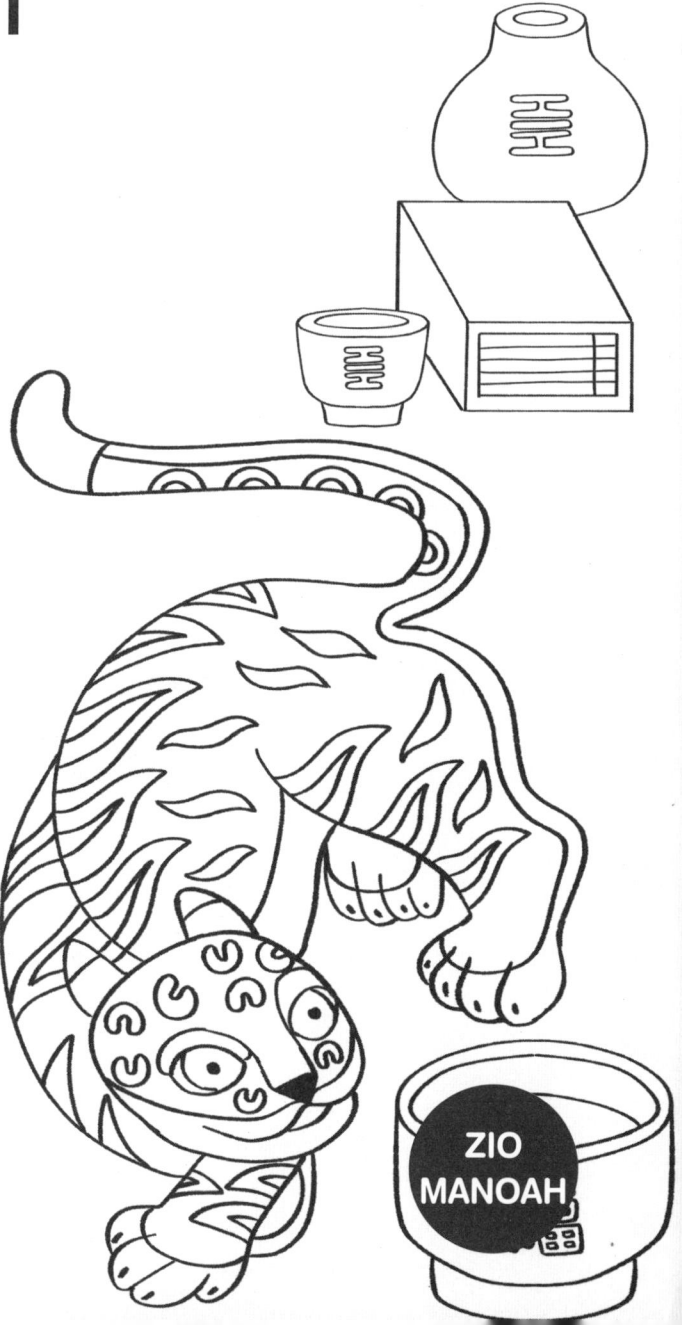

ZIO MANOAH

목 차

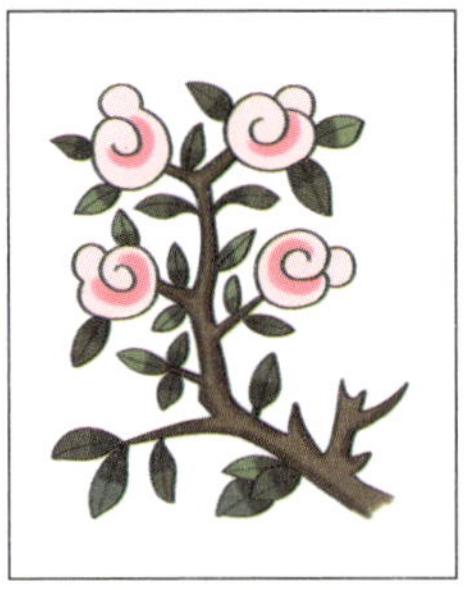

천도도	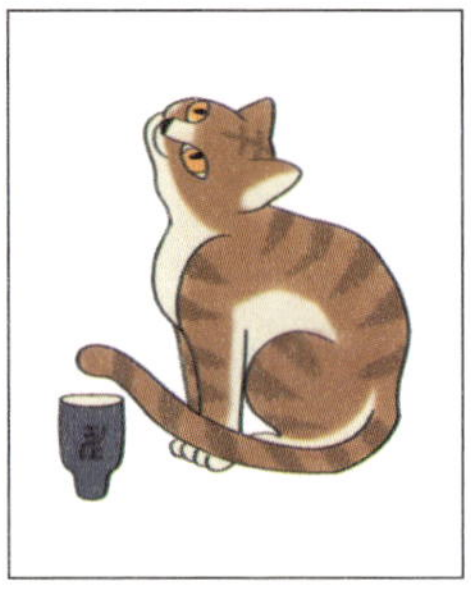 영모도	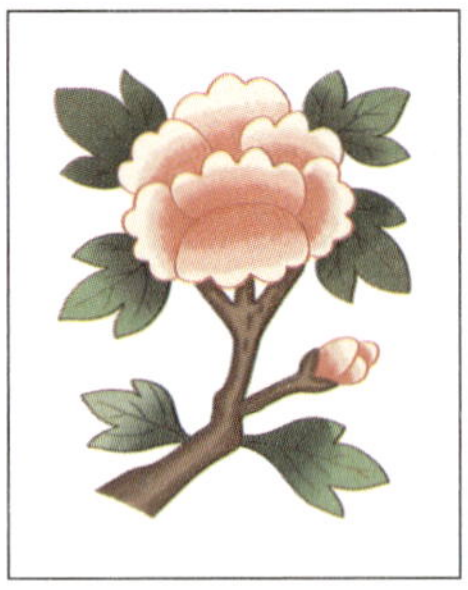 모란도	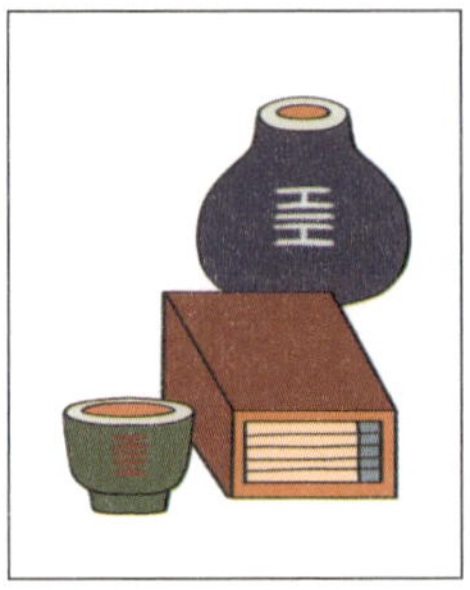 책가도
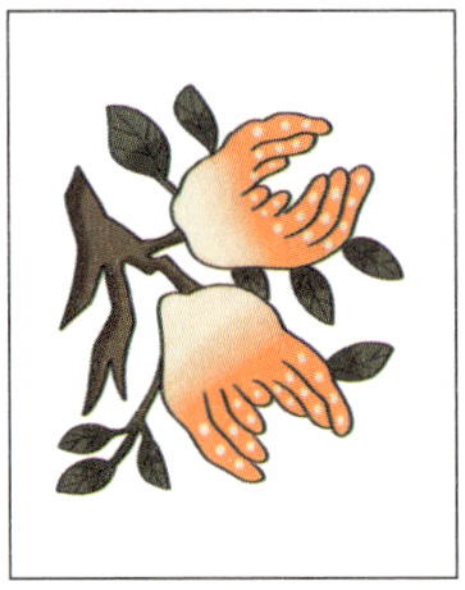 불수감	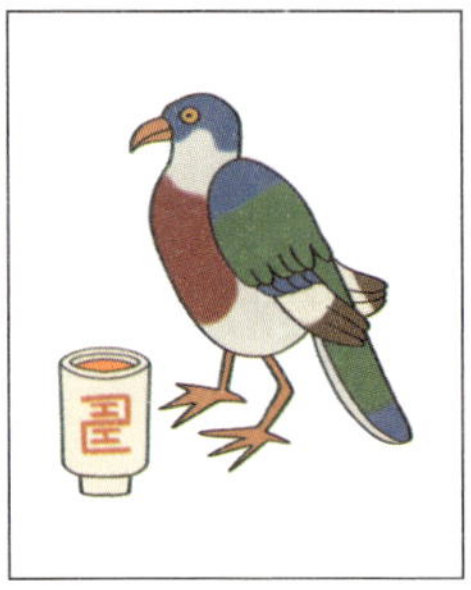 응복도	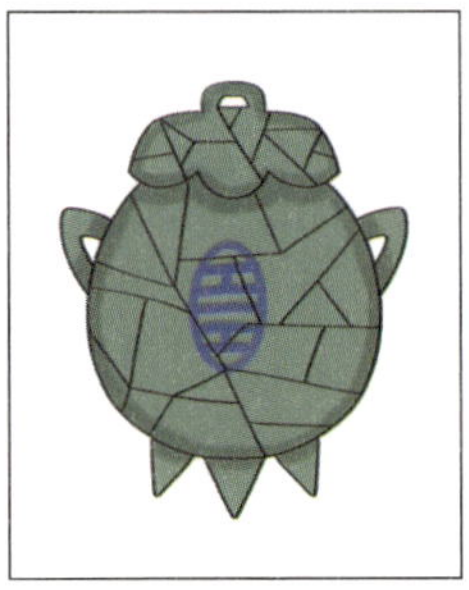 소병도	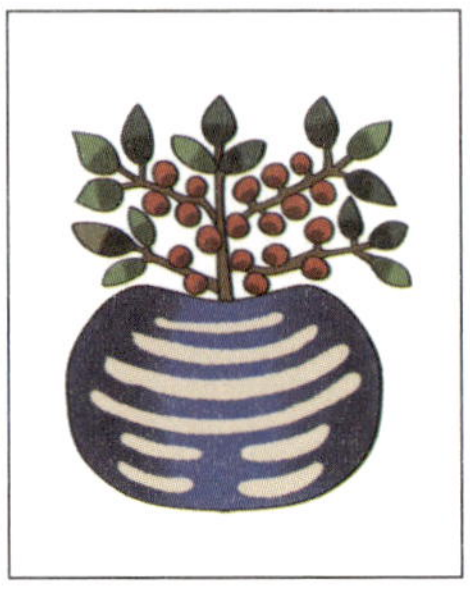 장수도
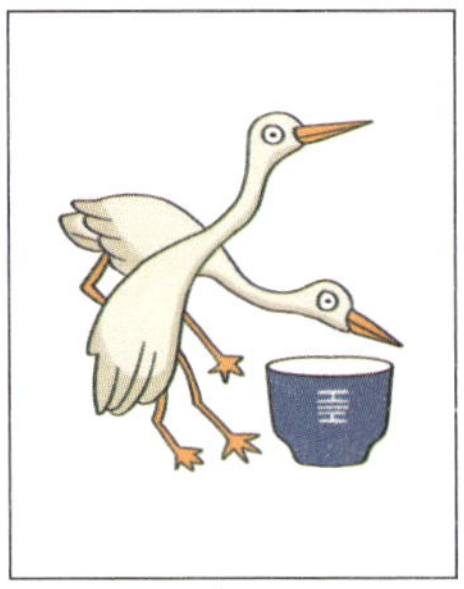 학수도	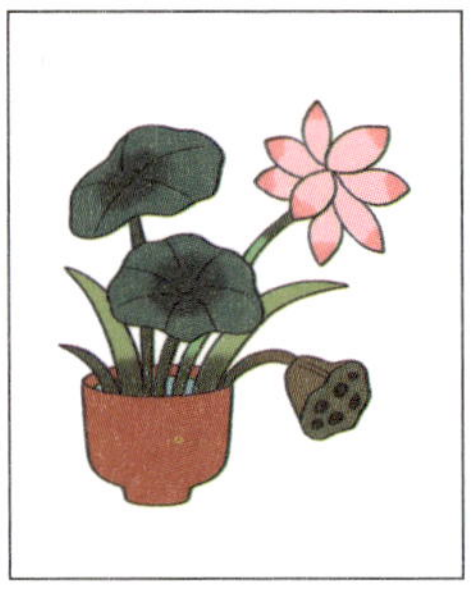 연화도	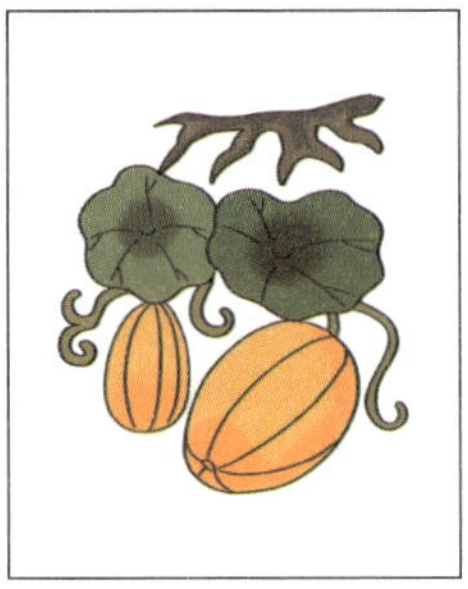 첨과도	맹호도
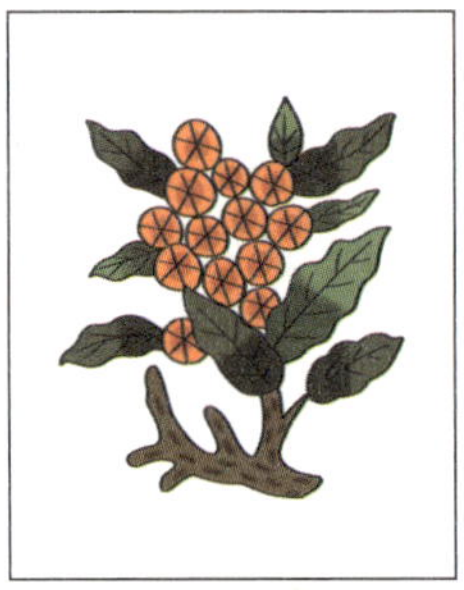 열매도	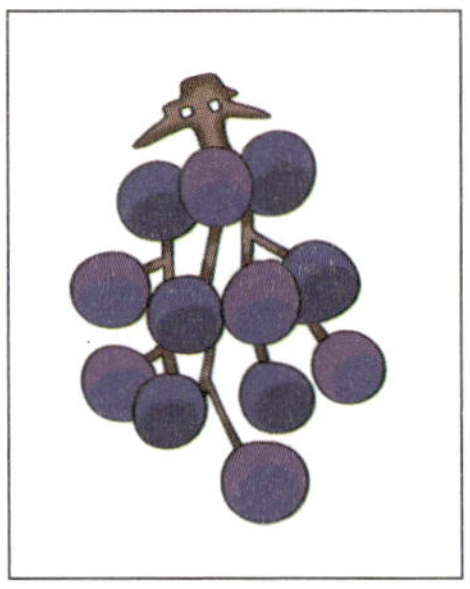 포도도	책가도	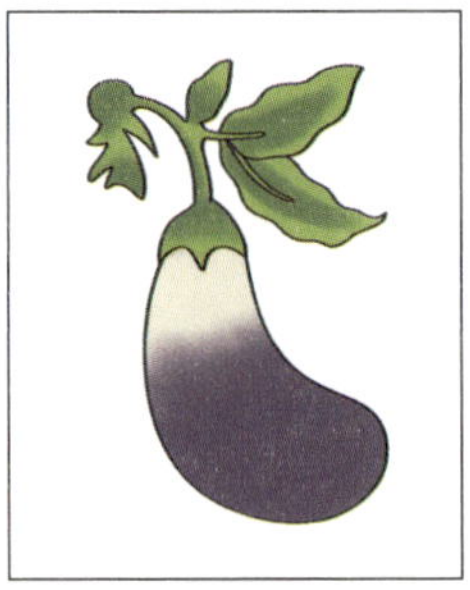 가지도
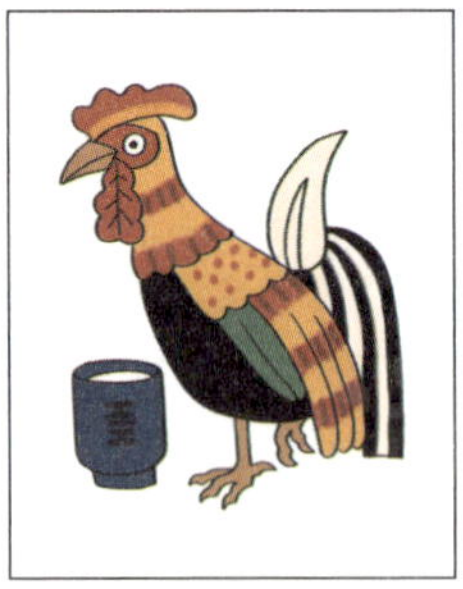 계복도	파초도	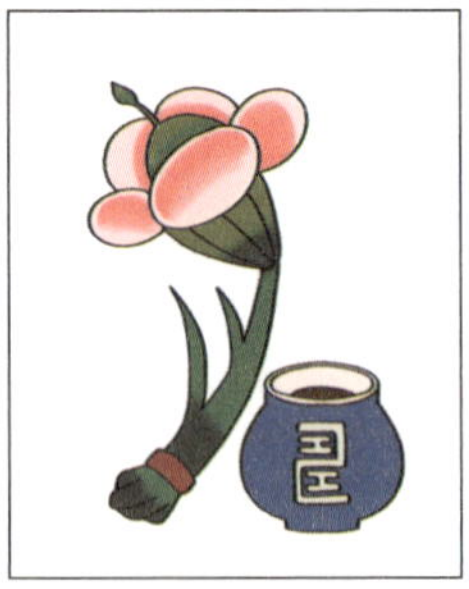 산약도	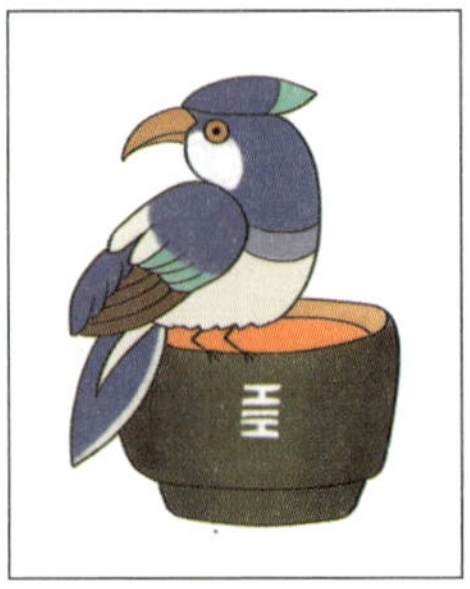 응복도
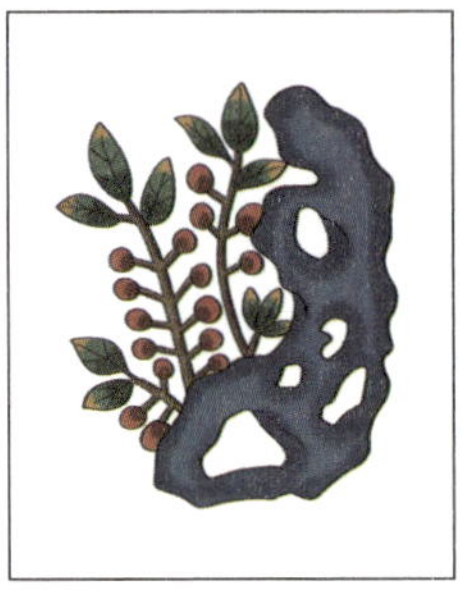 열매도	하합도	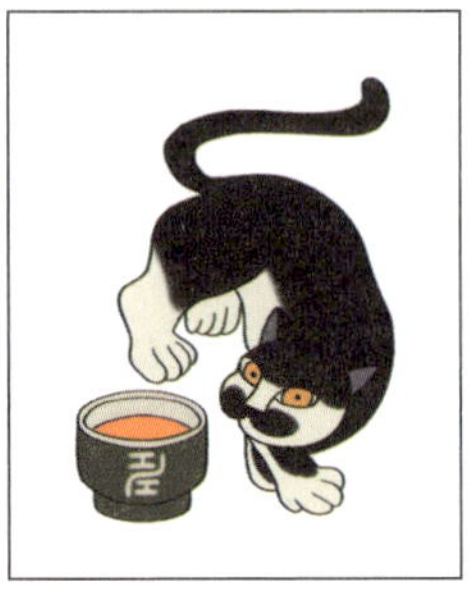 영모도	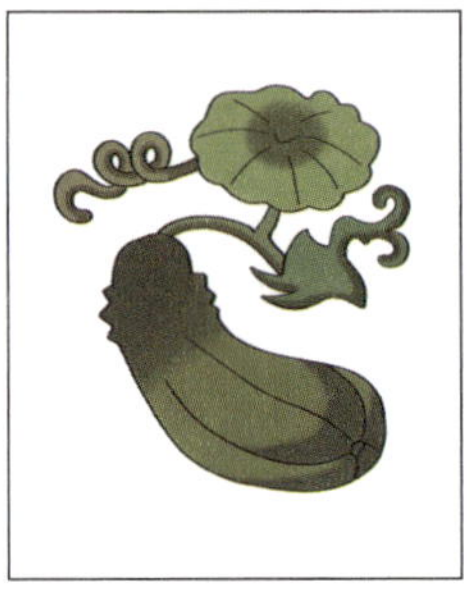 오이도

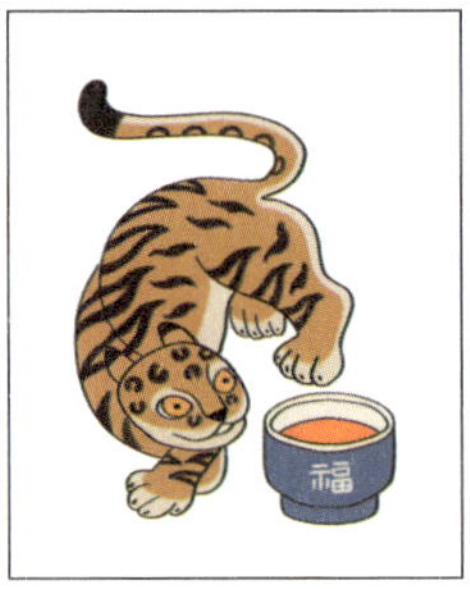

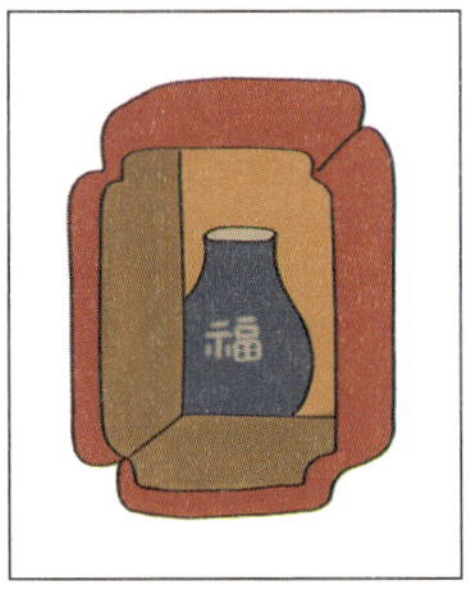

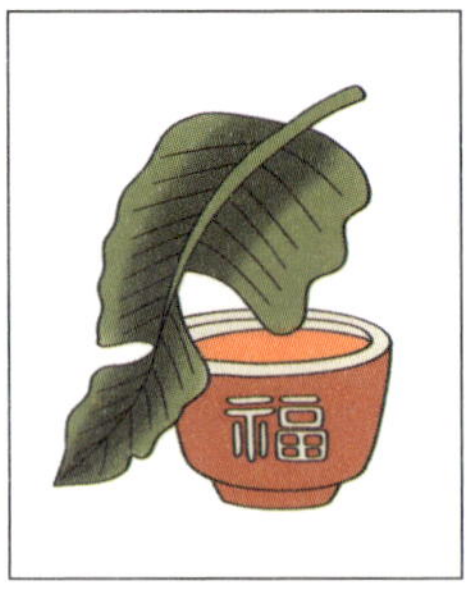

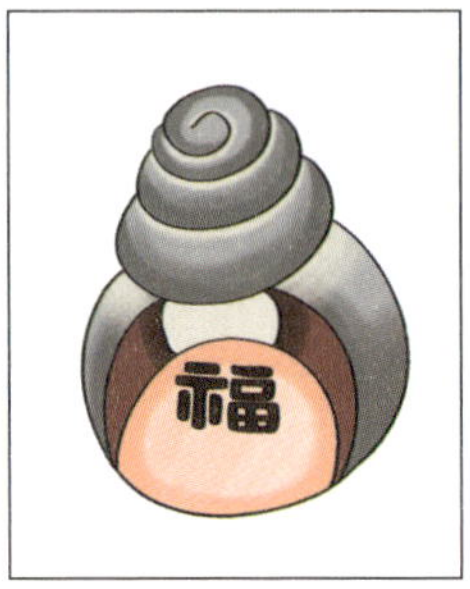

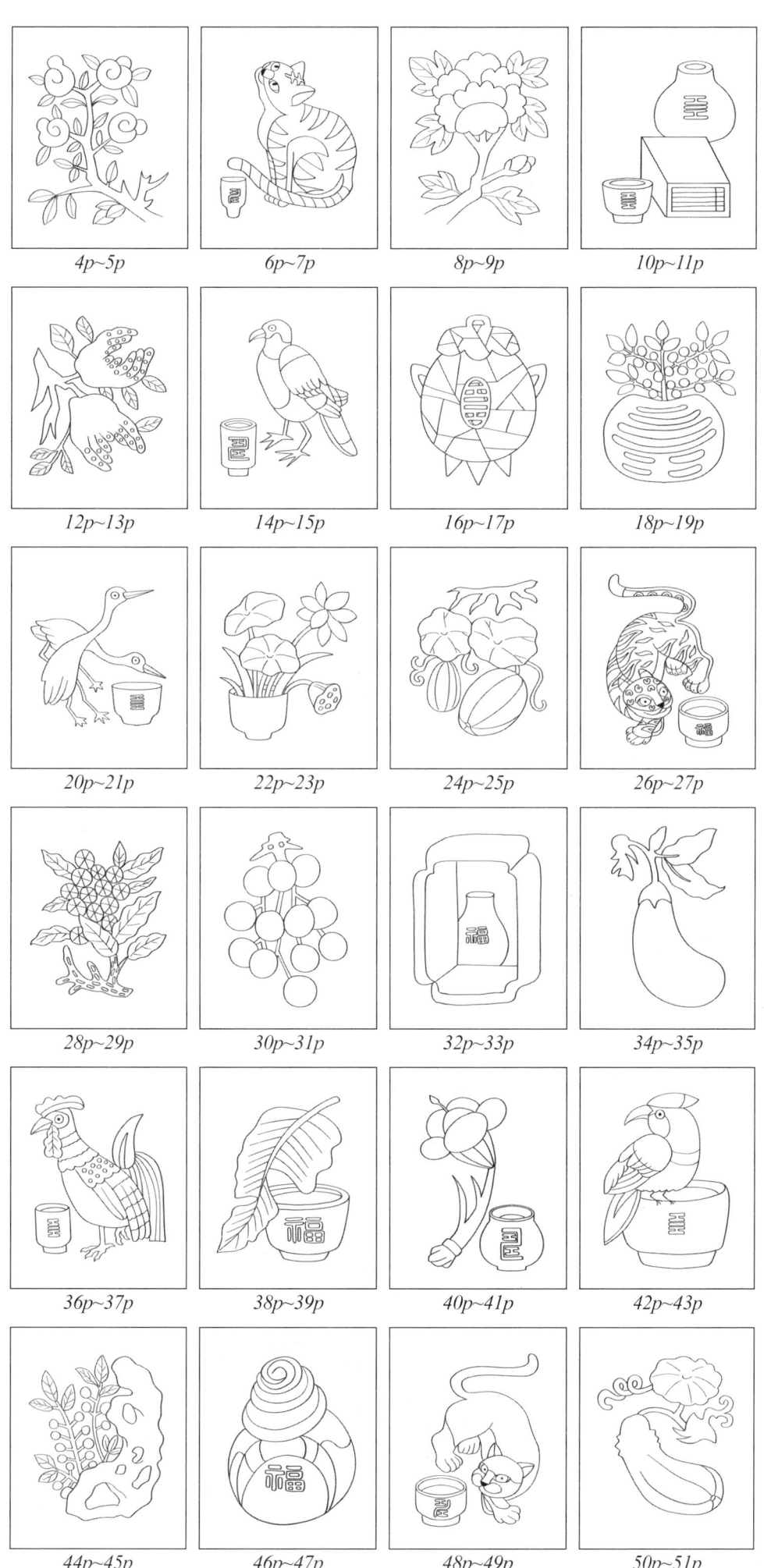

천도도

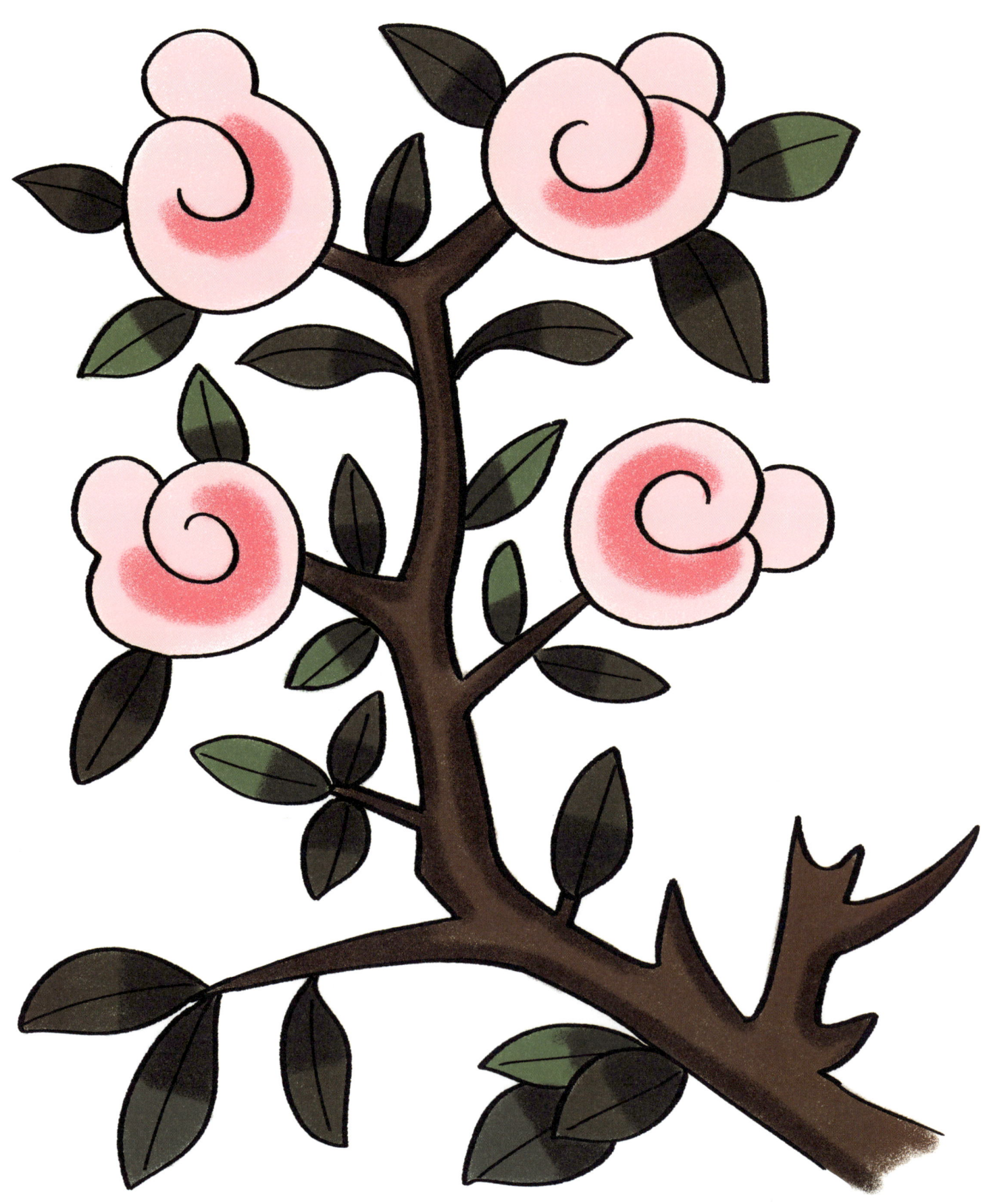

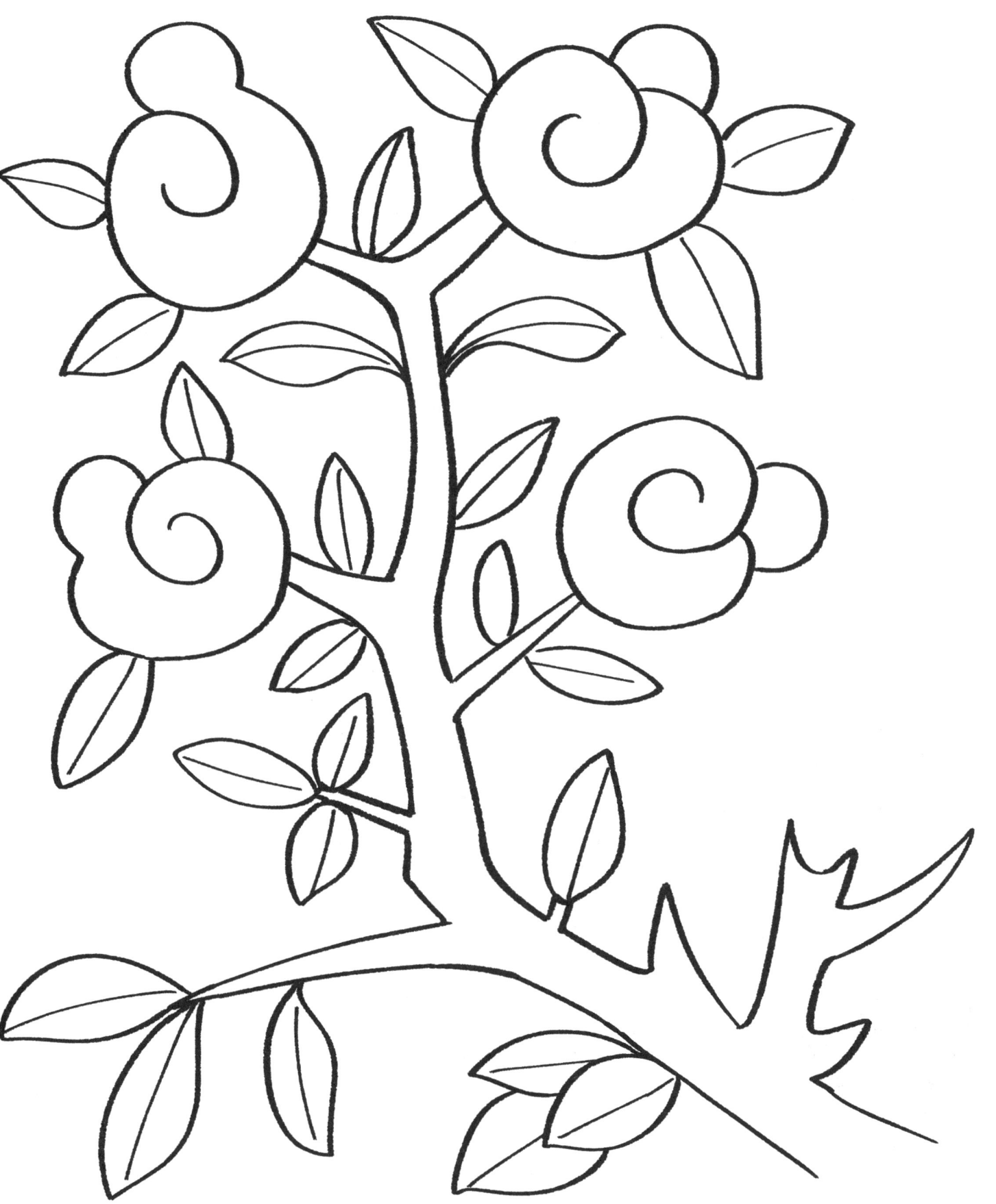

영모도

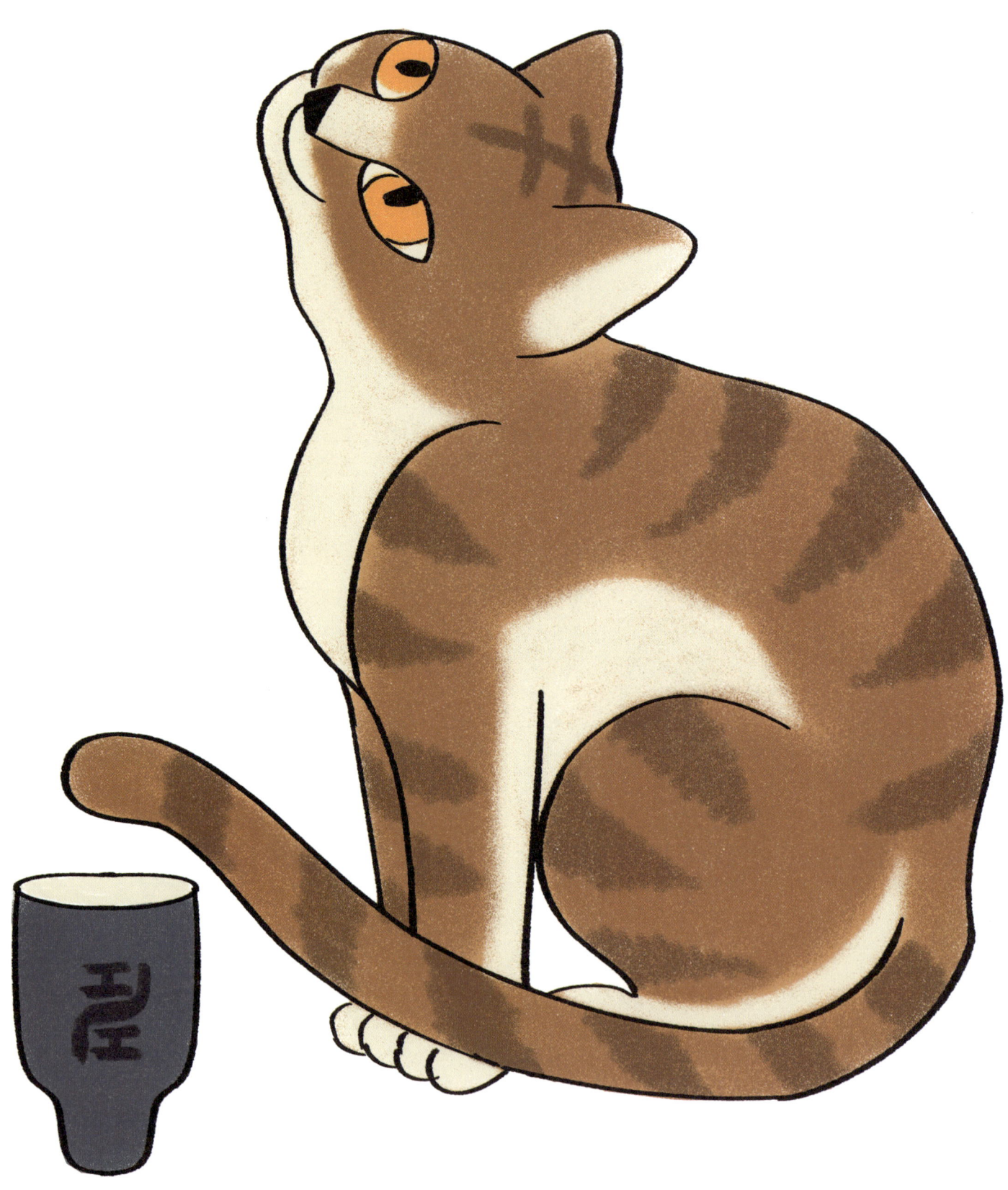

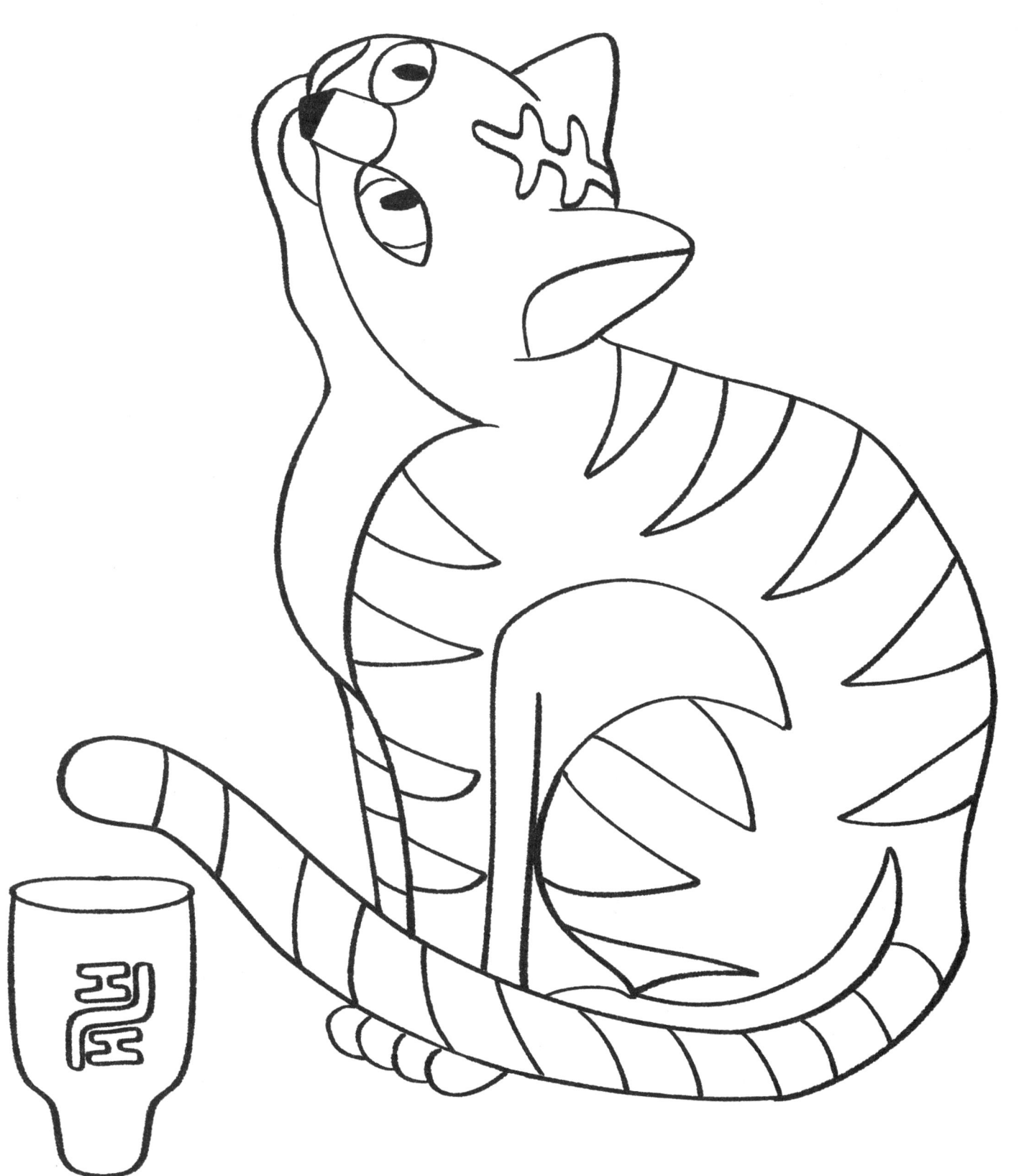

모란도

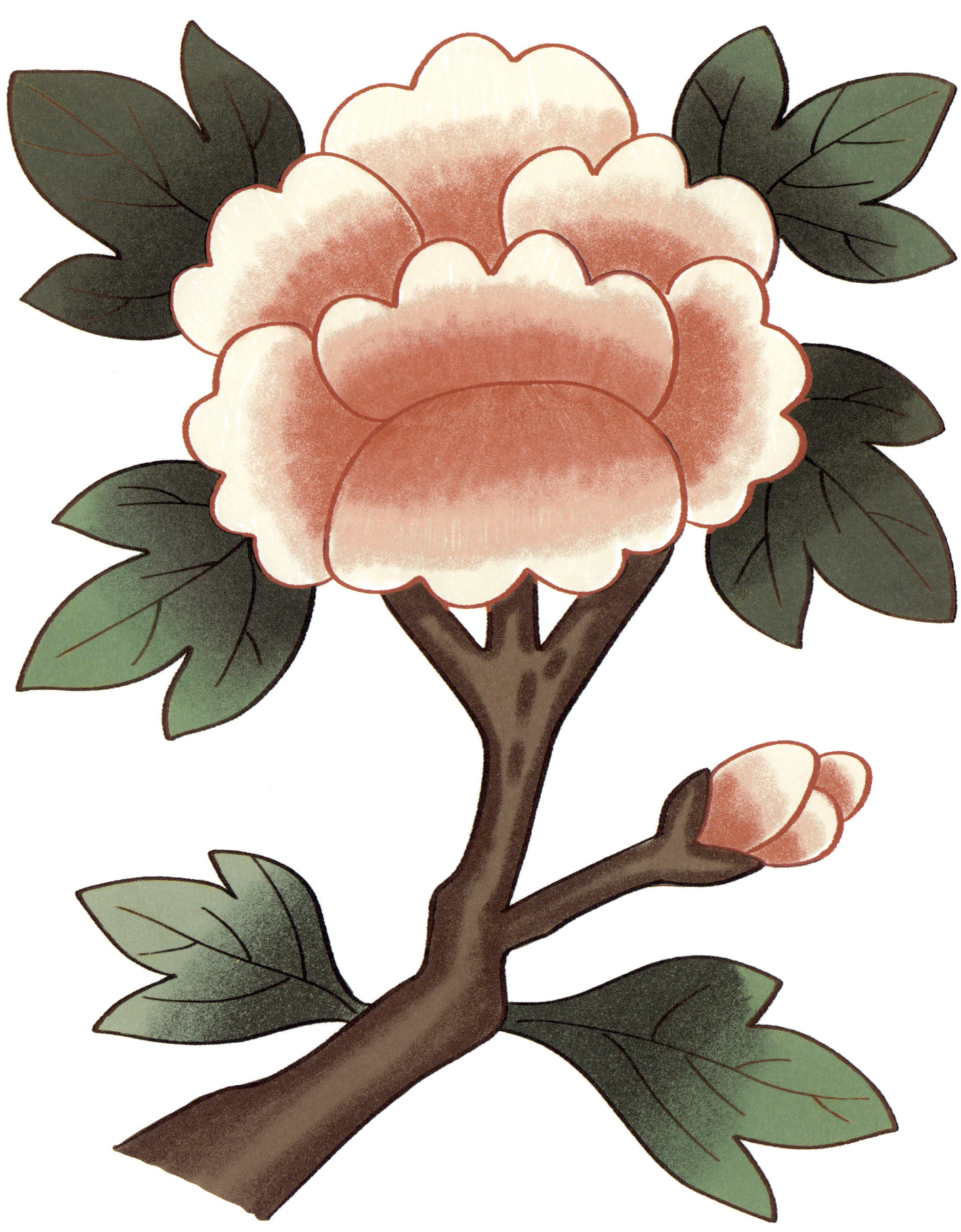

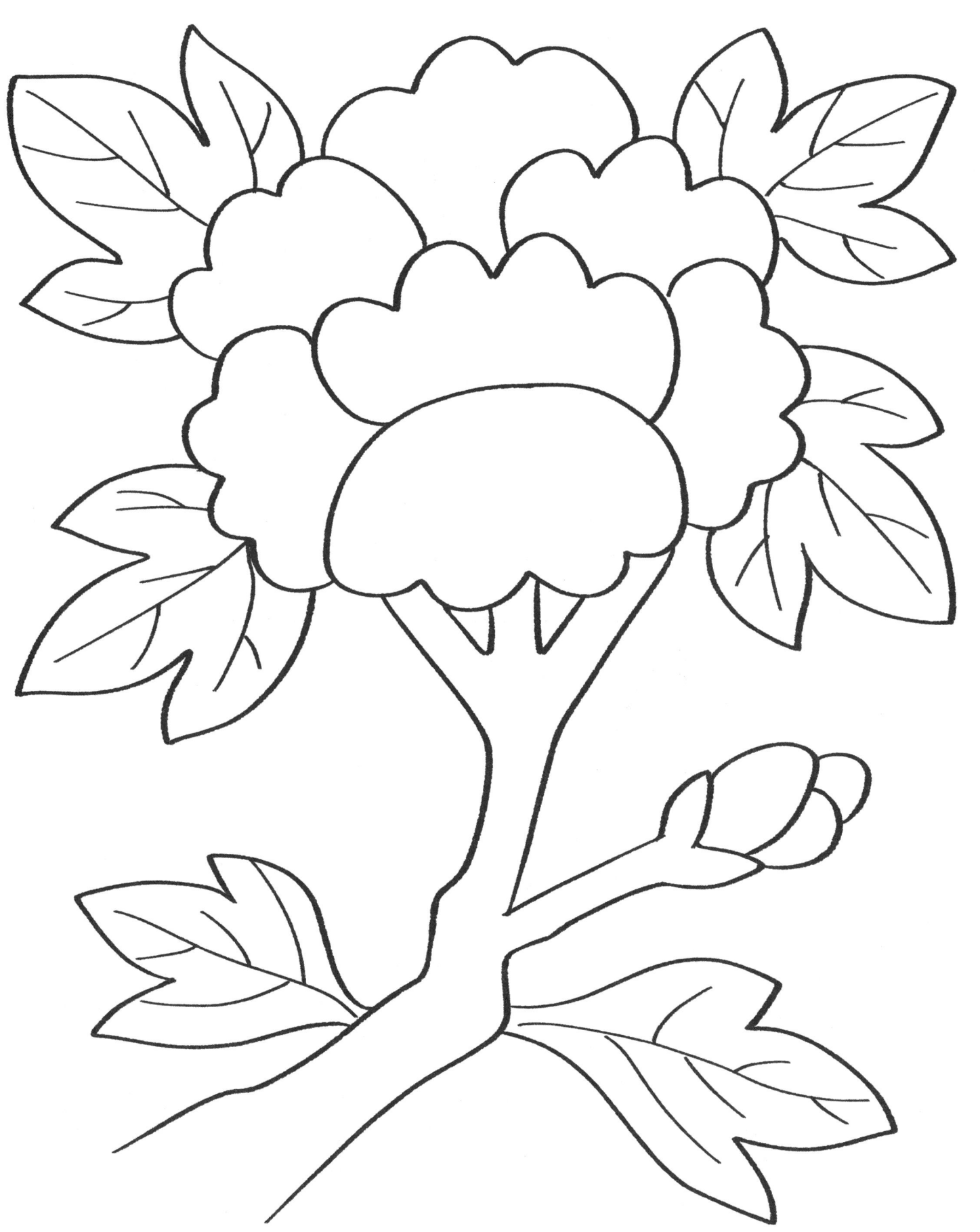

책가도

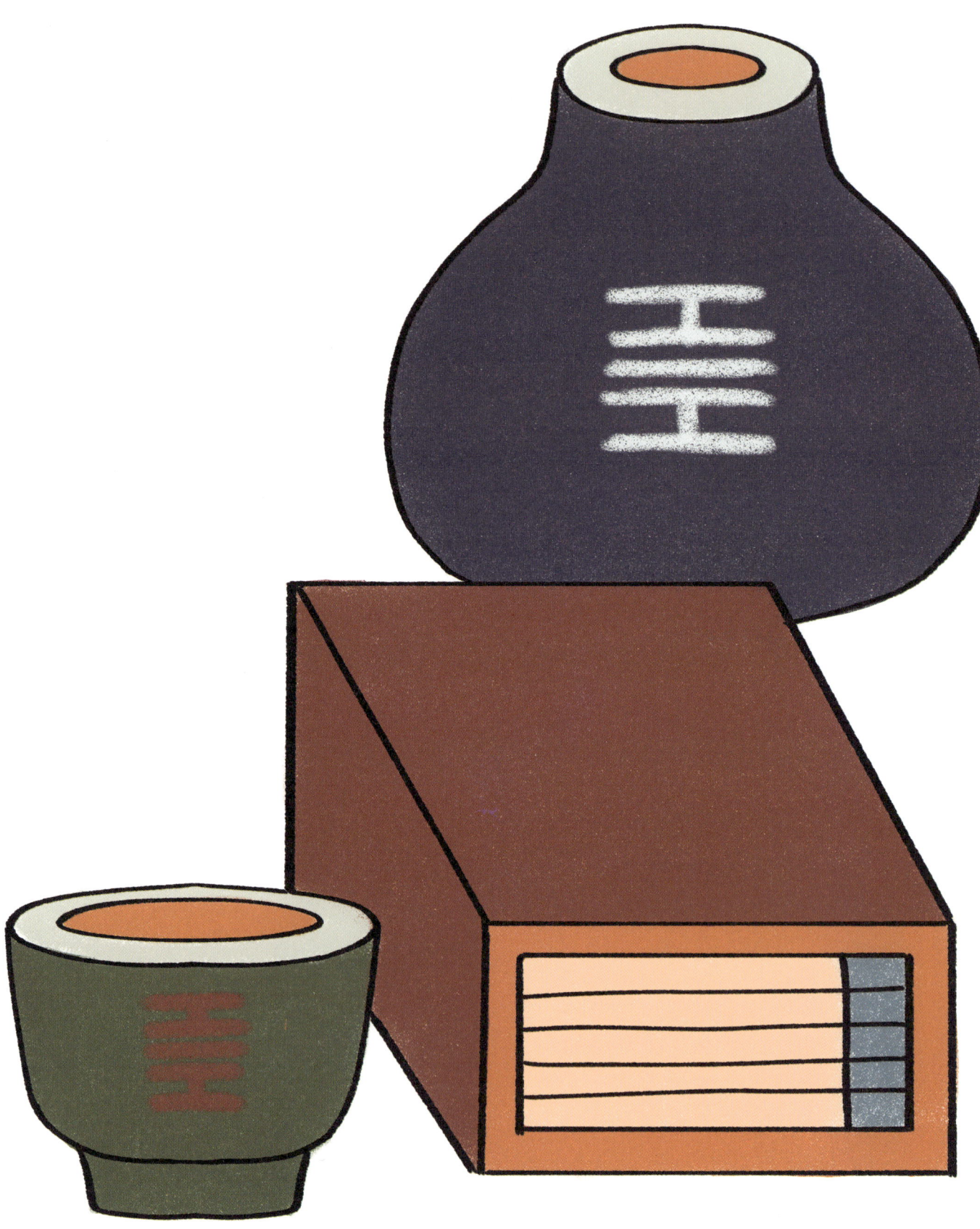

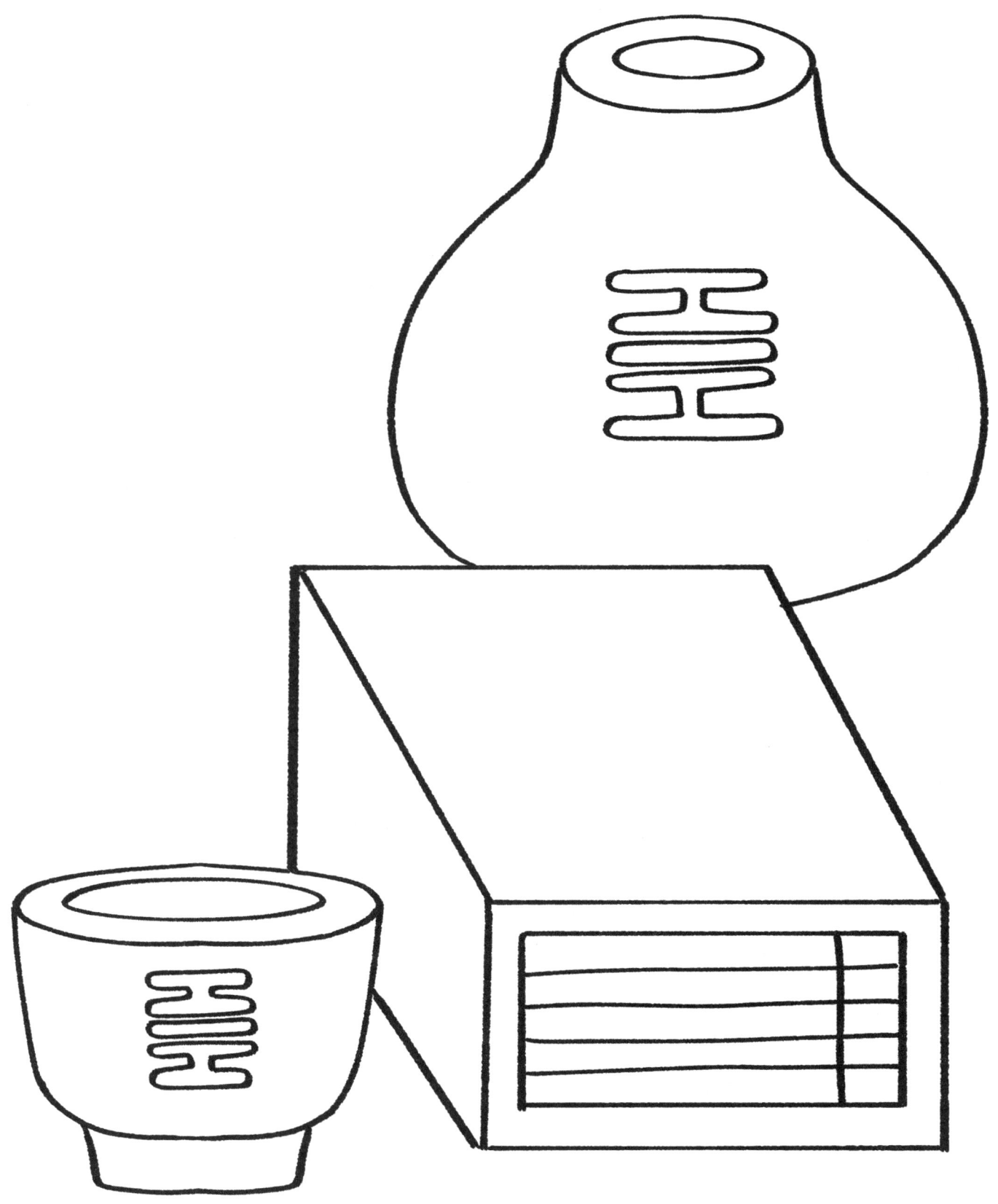

불수감

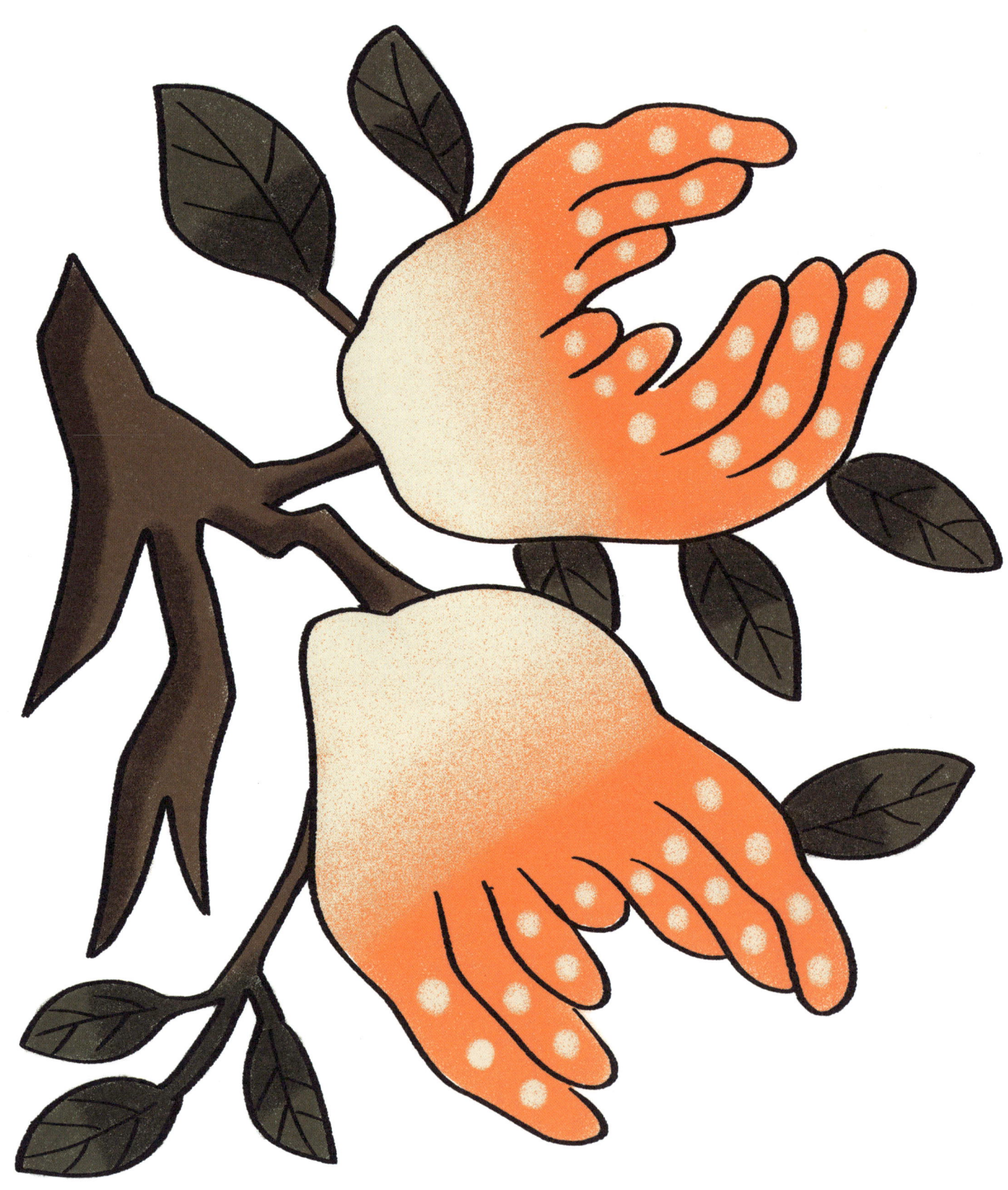

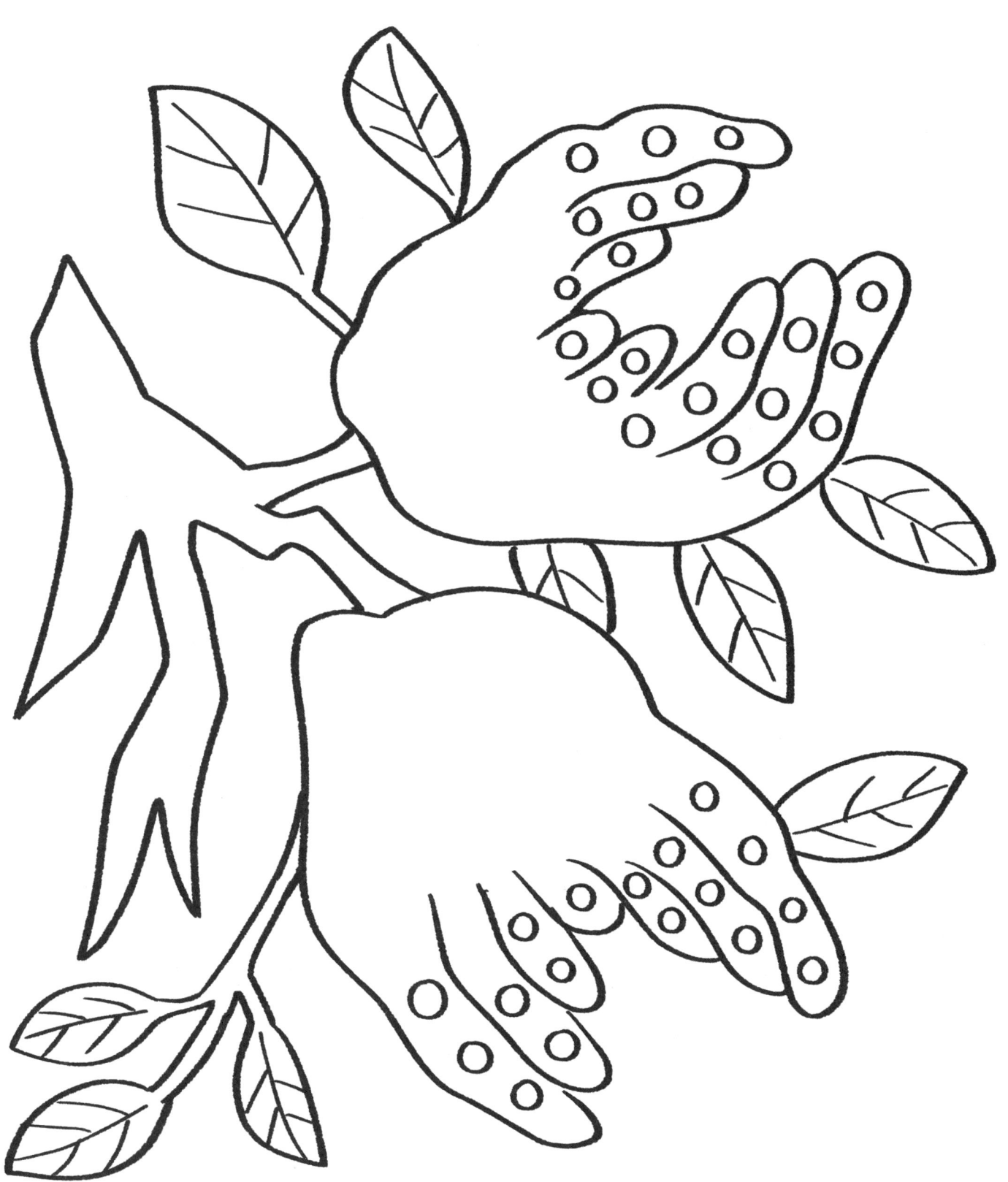

응복도

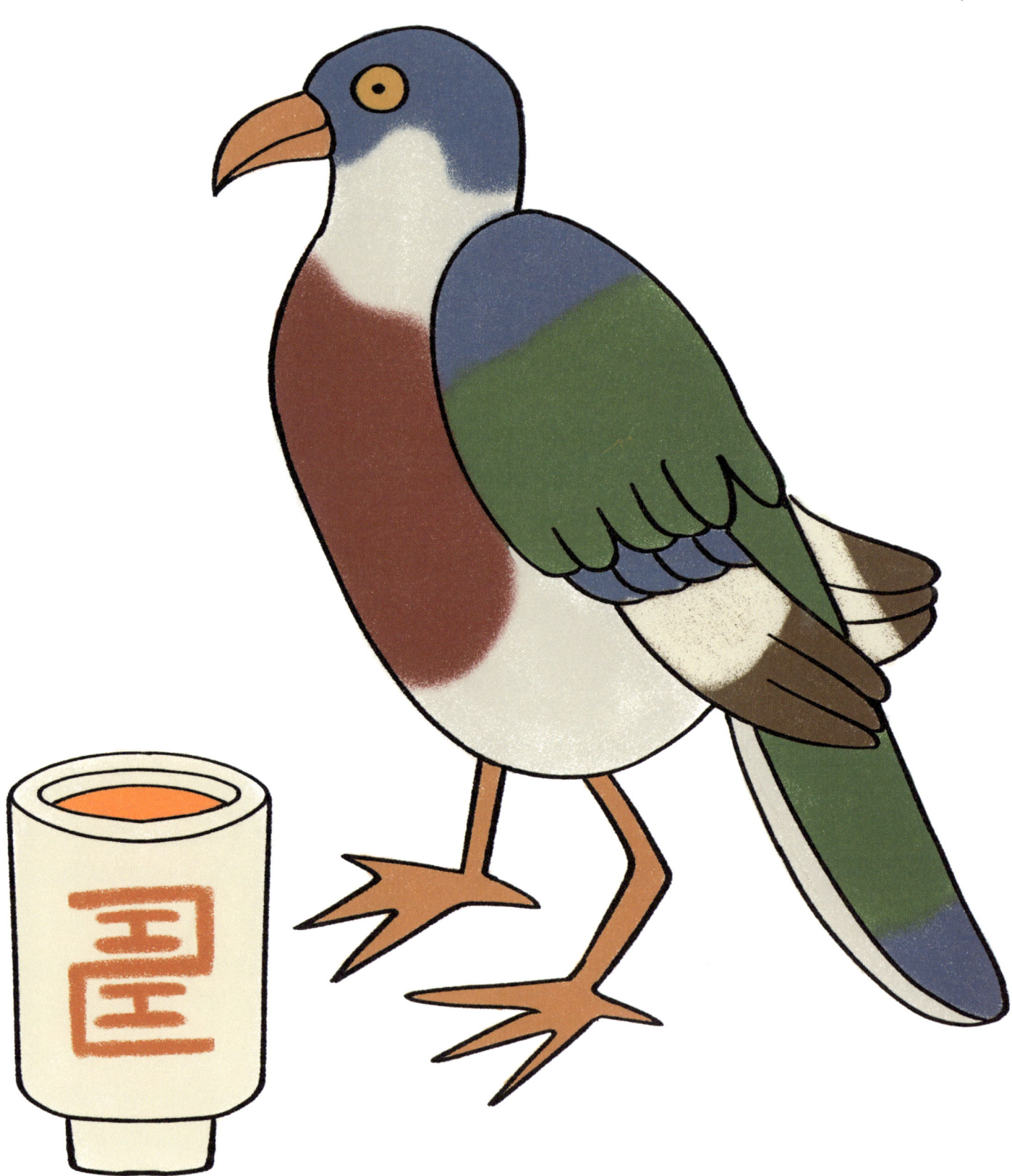

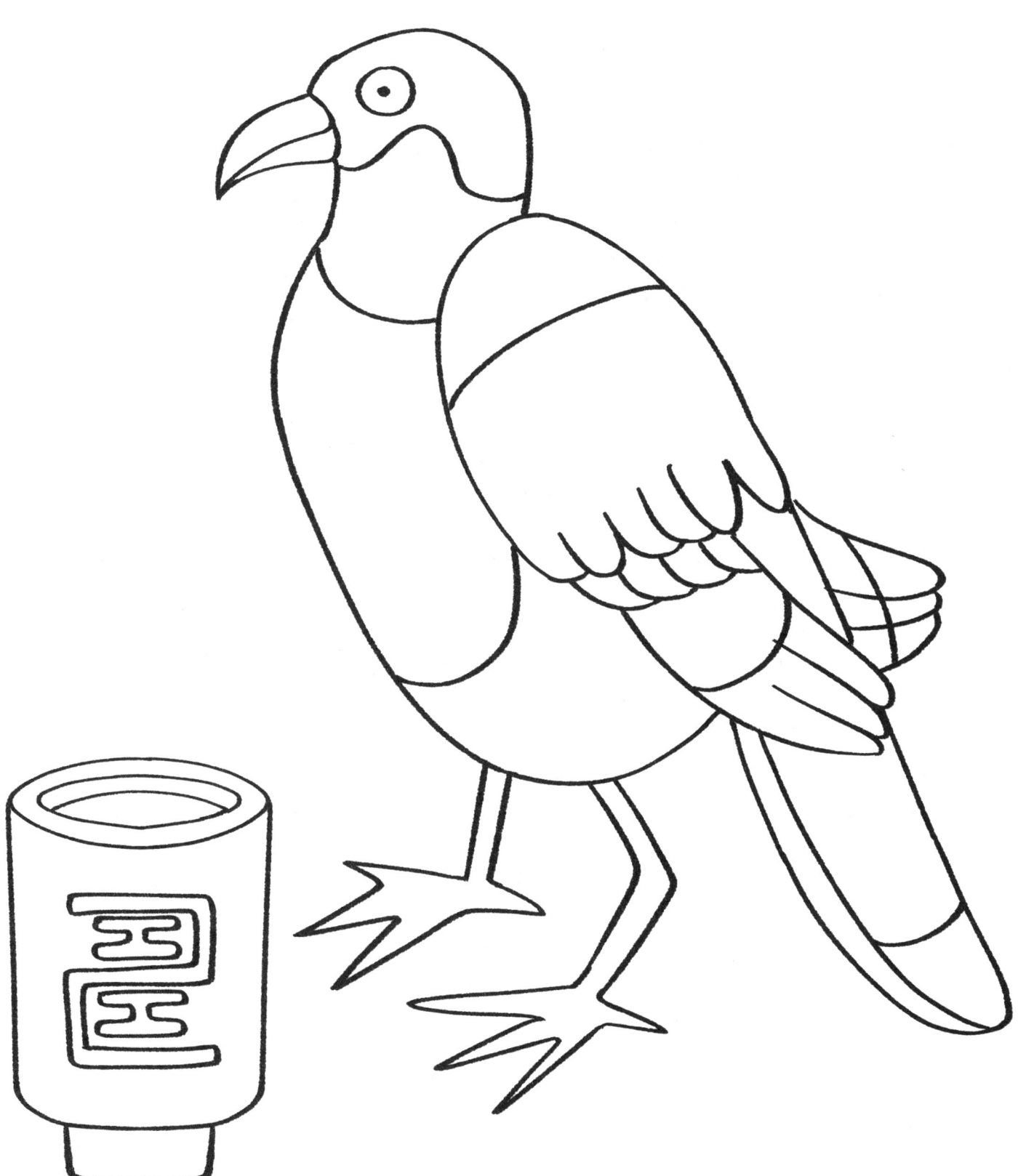

소병도

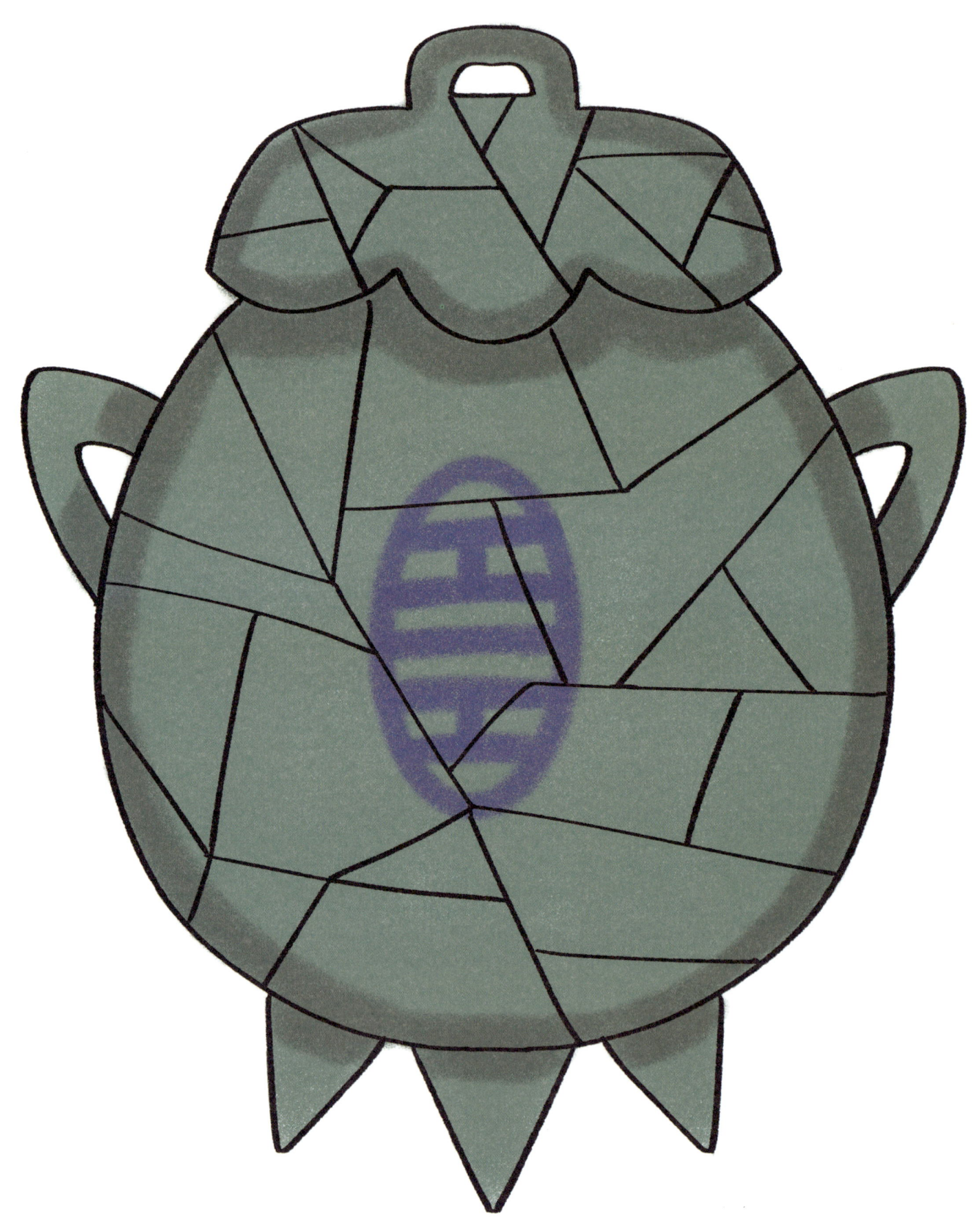

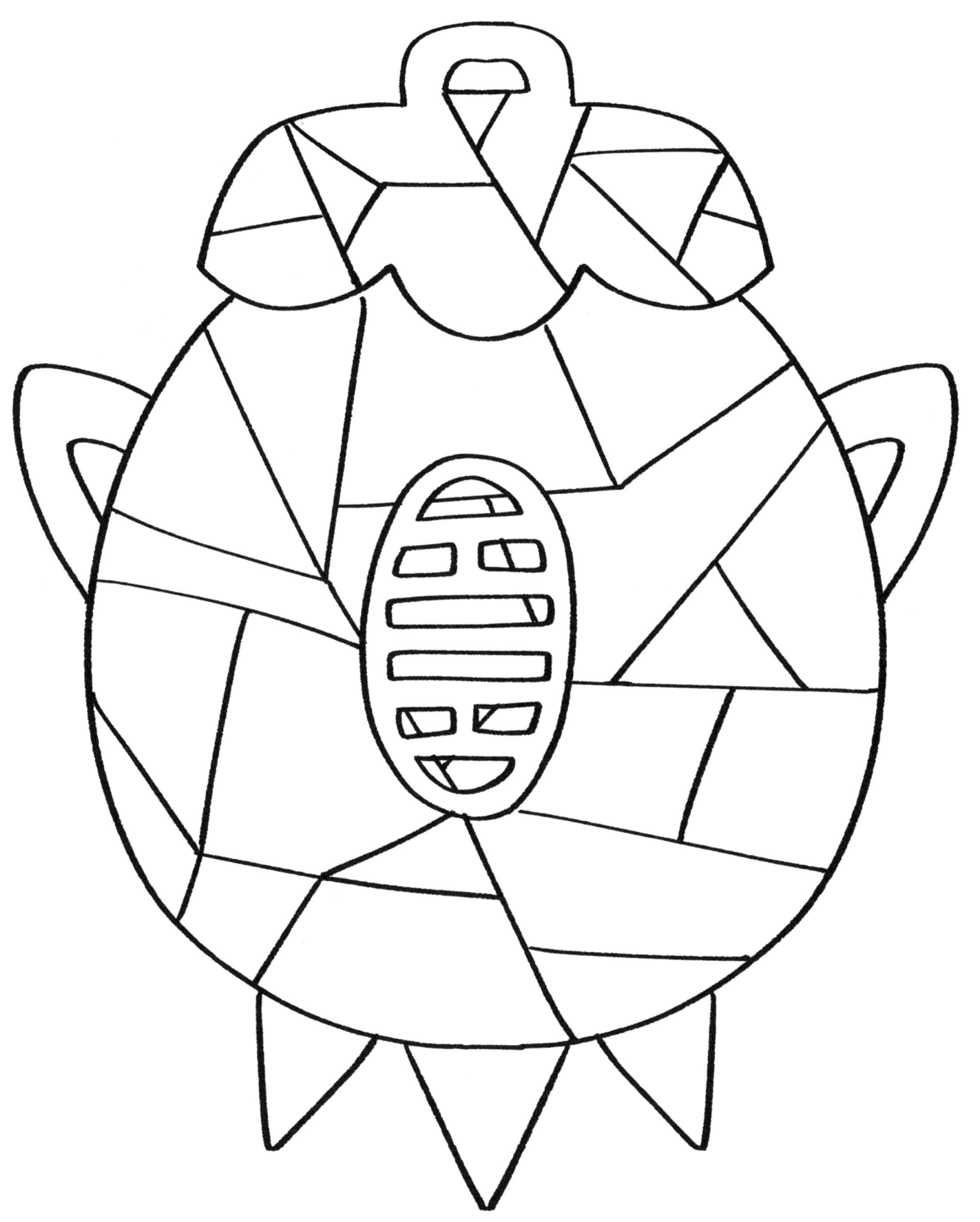

장수도

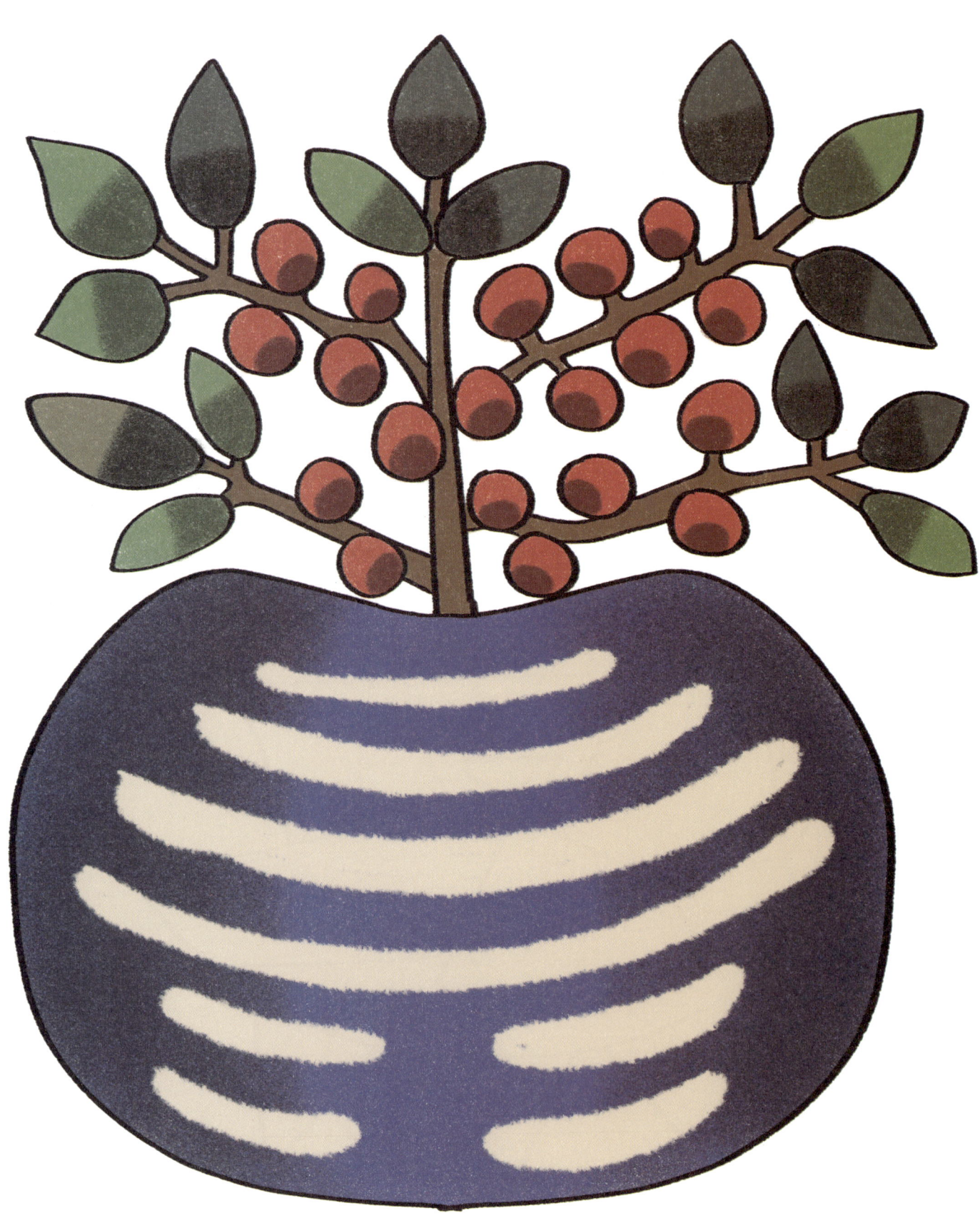

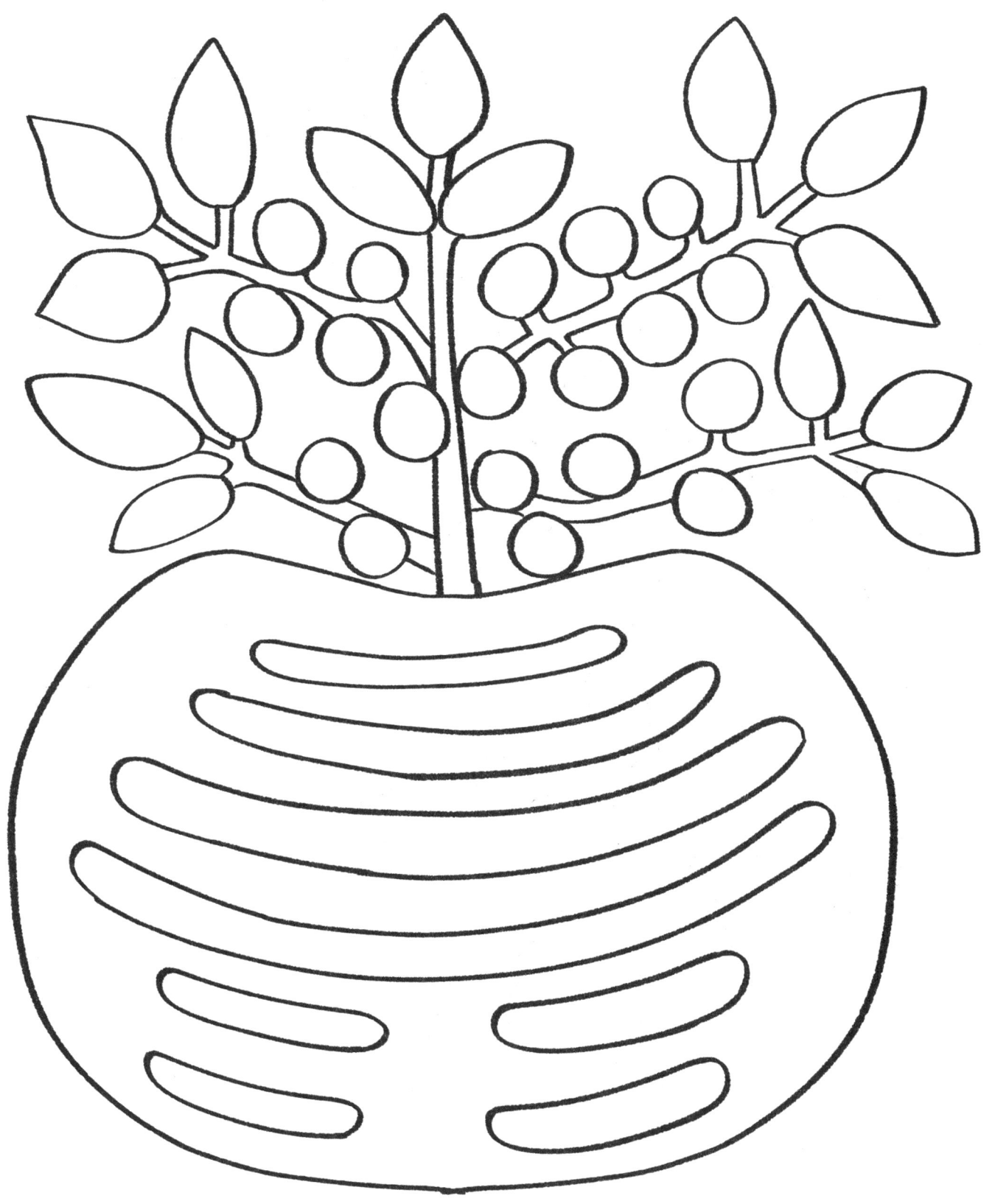

학수도

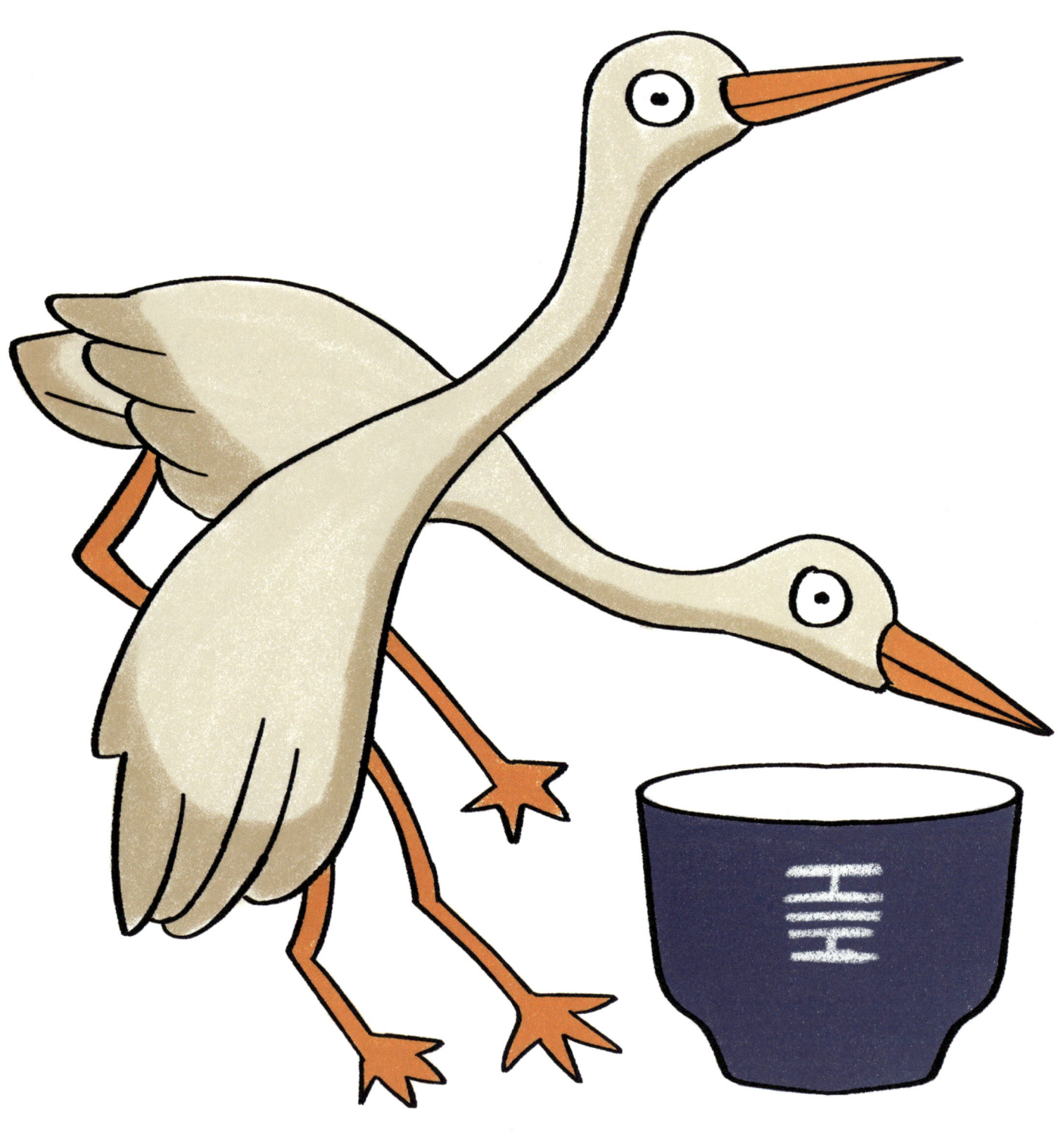

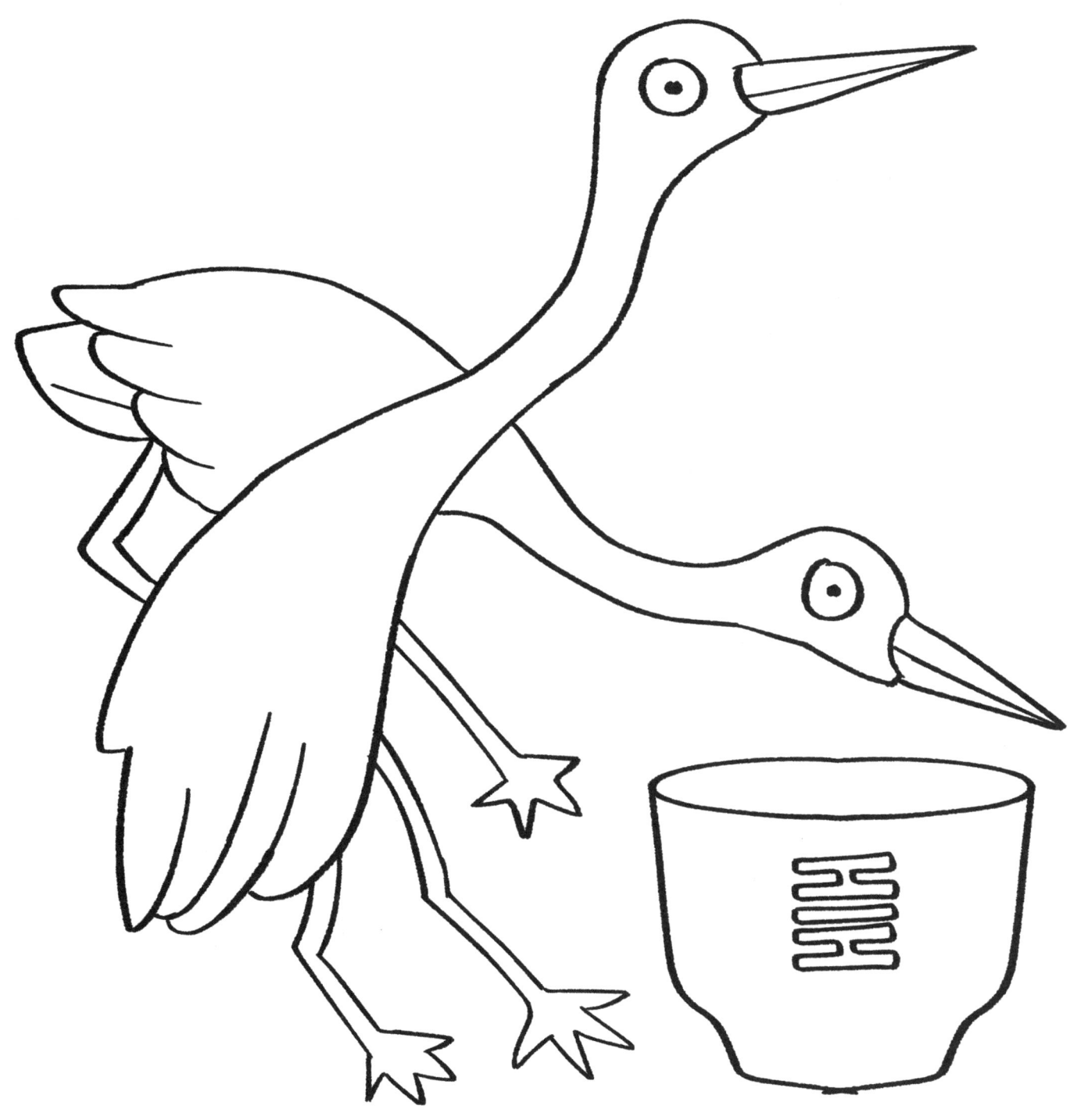

연화도

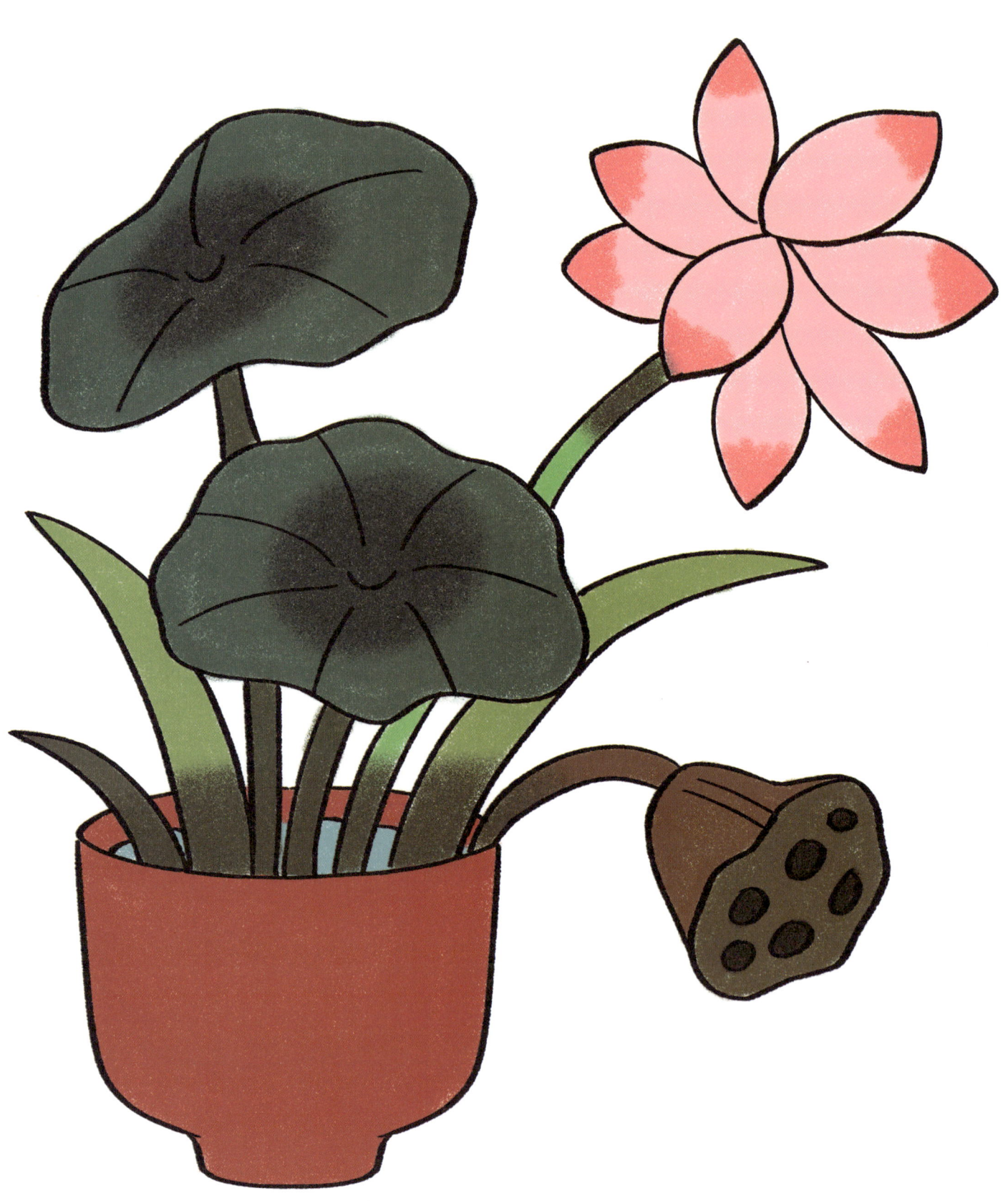

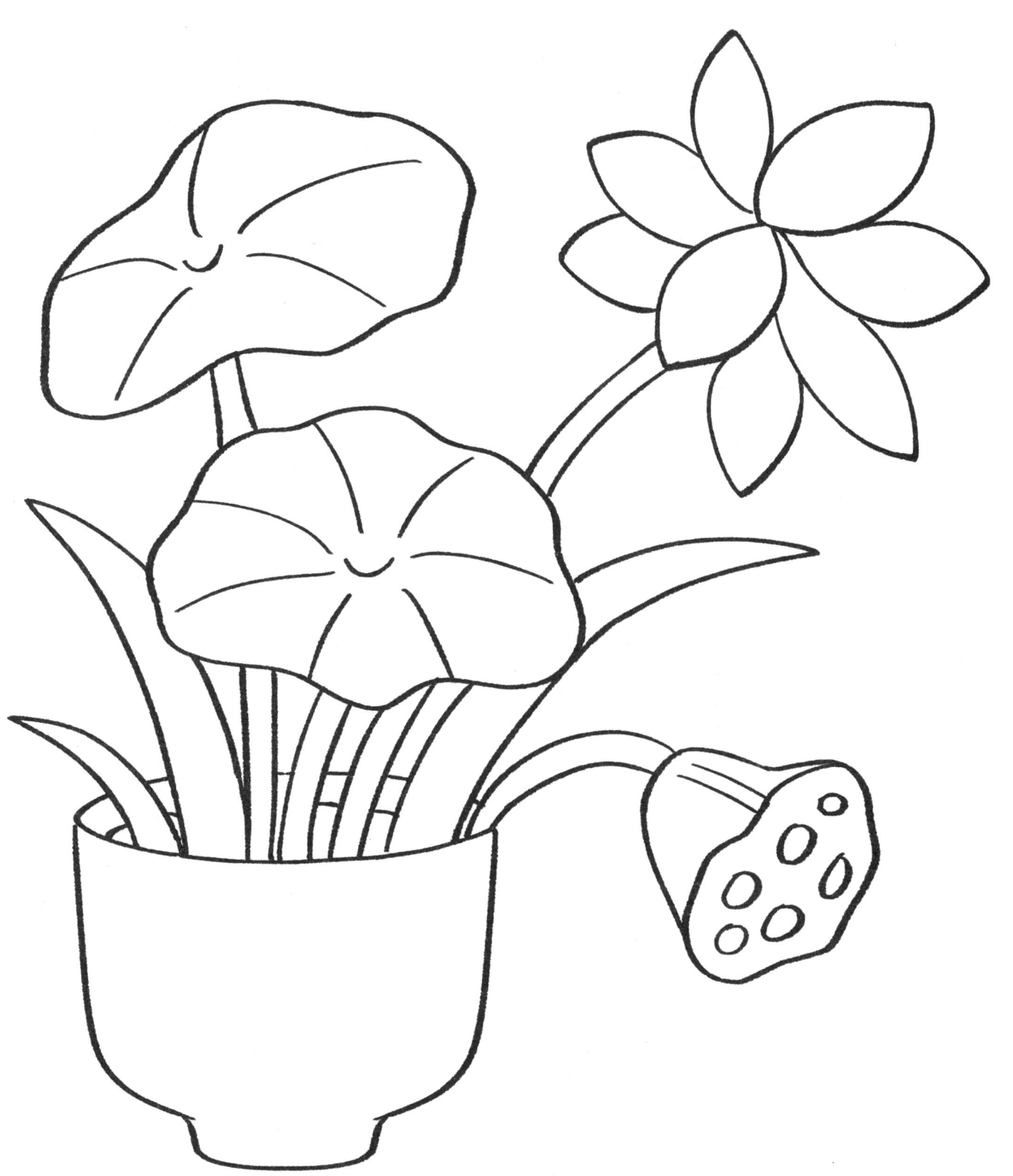

첨과도

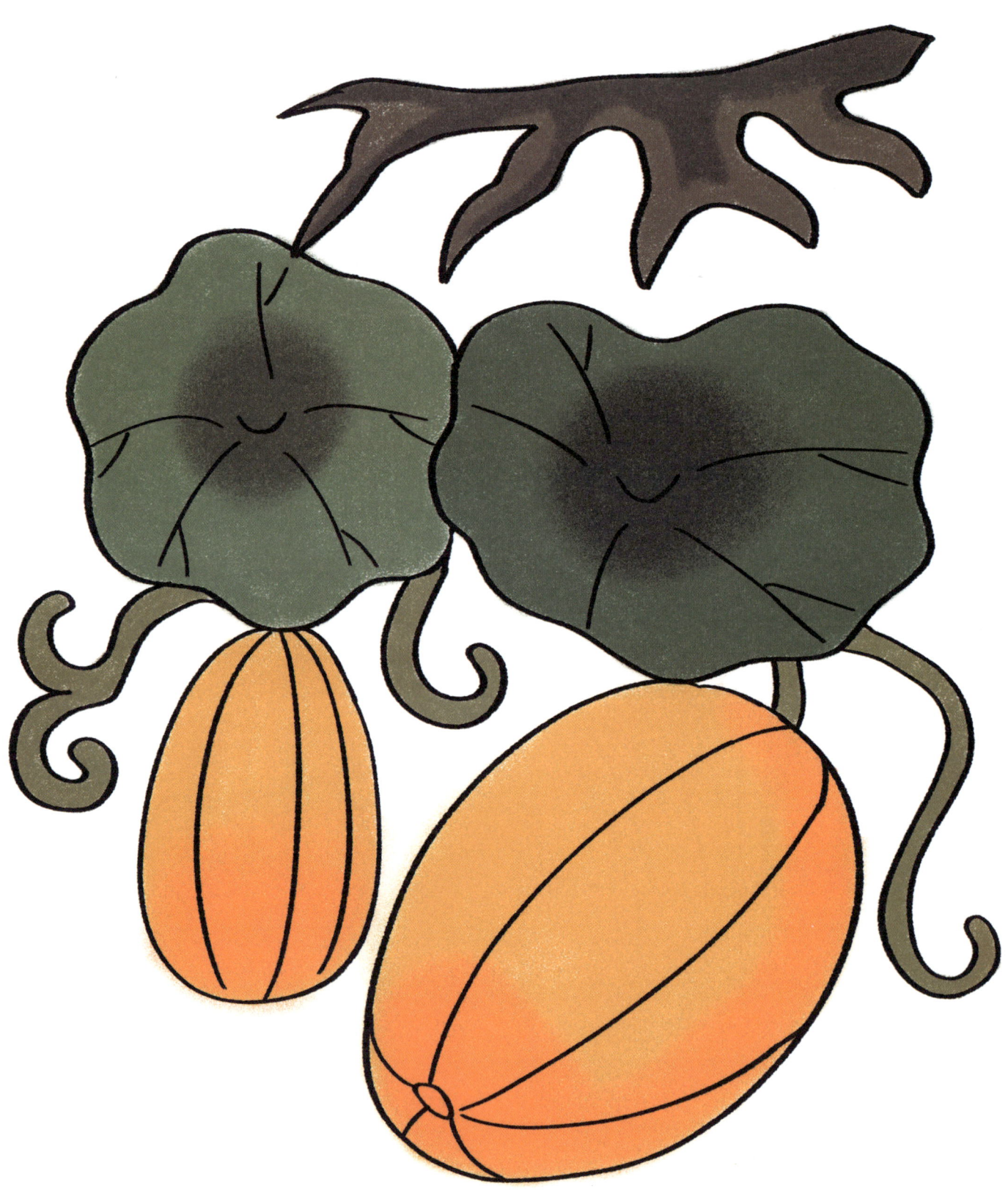

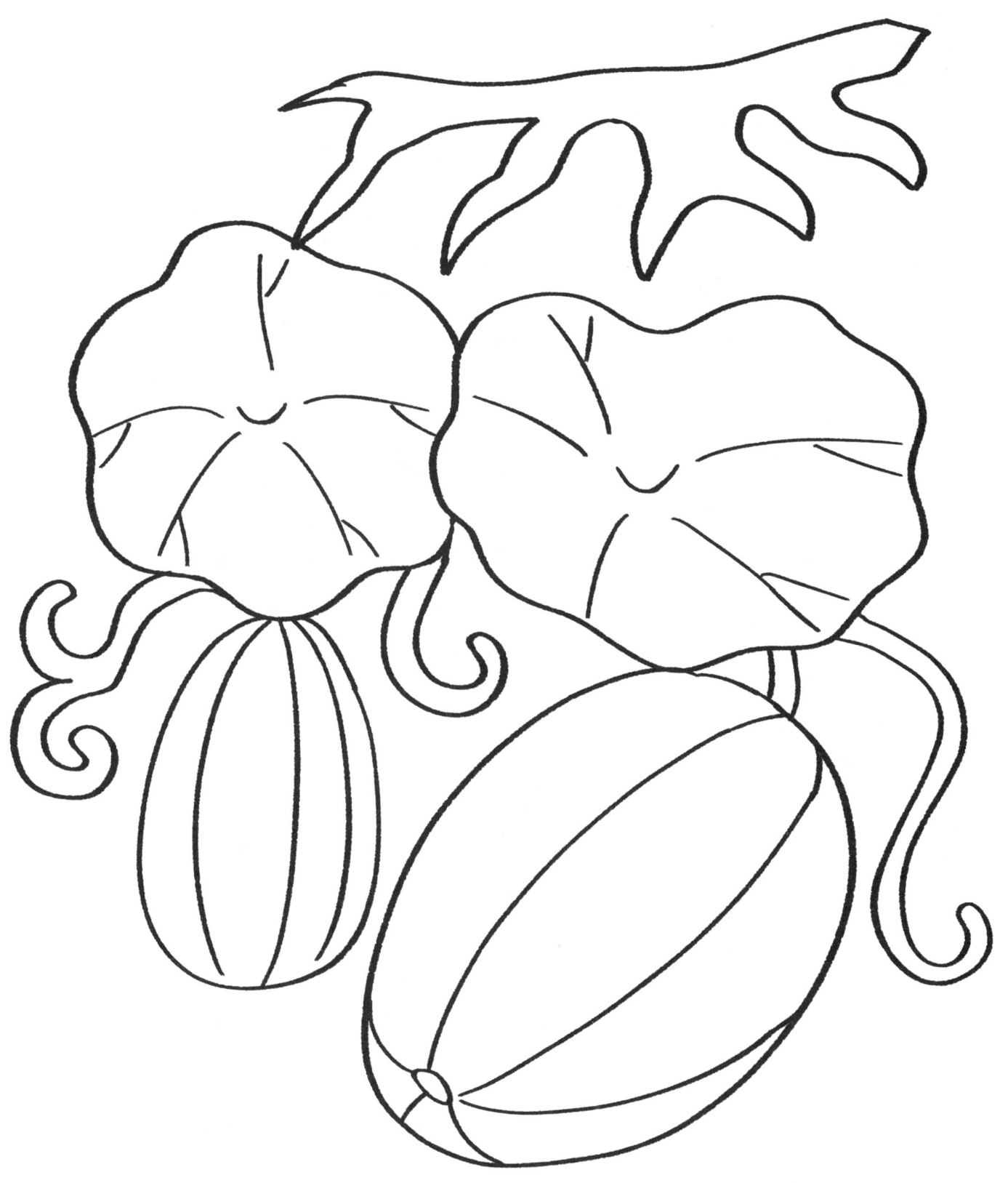

맹호도

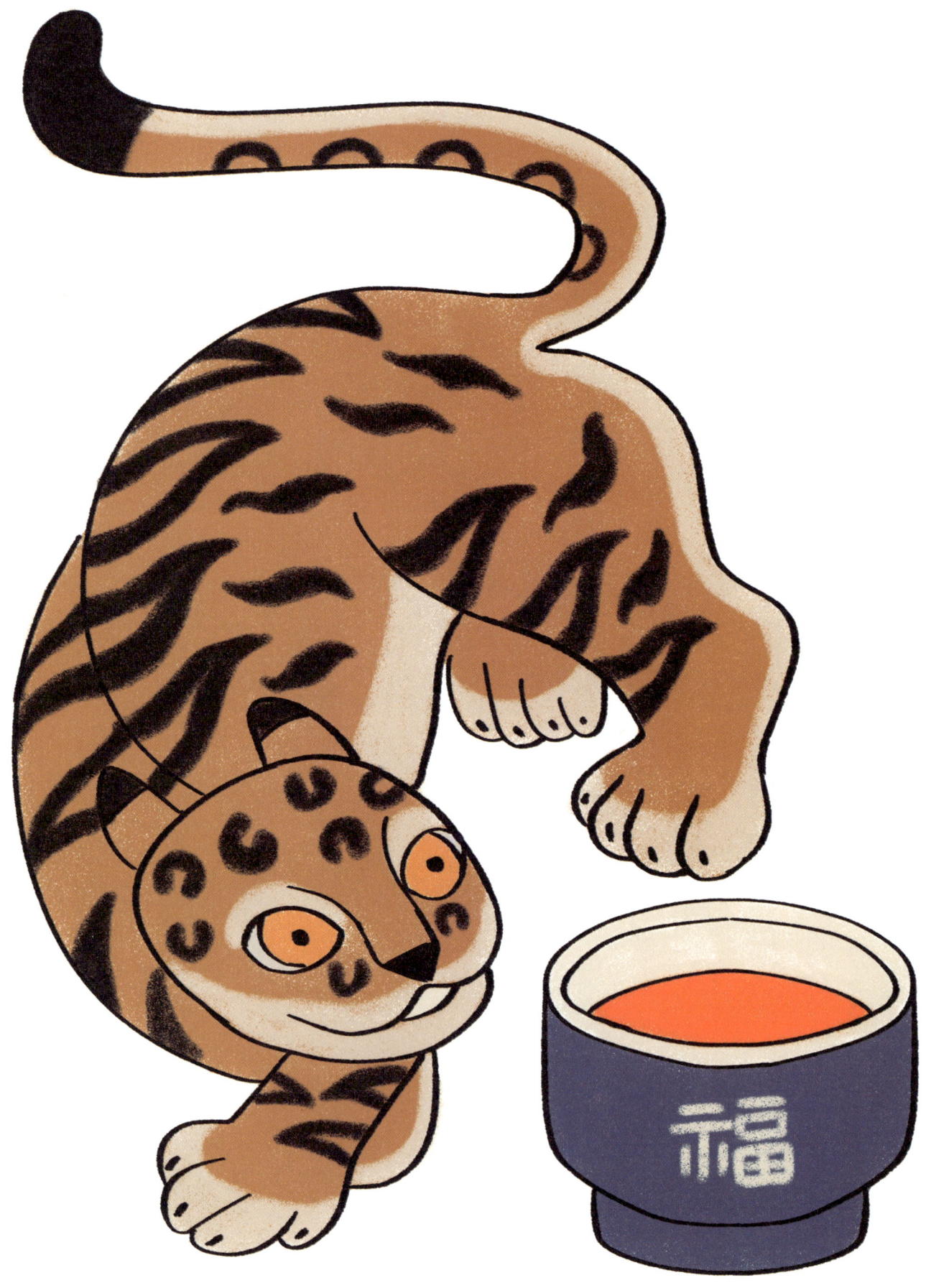

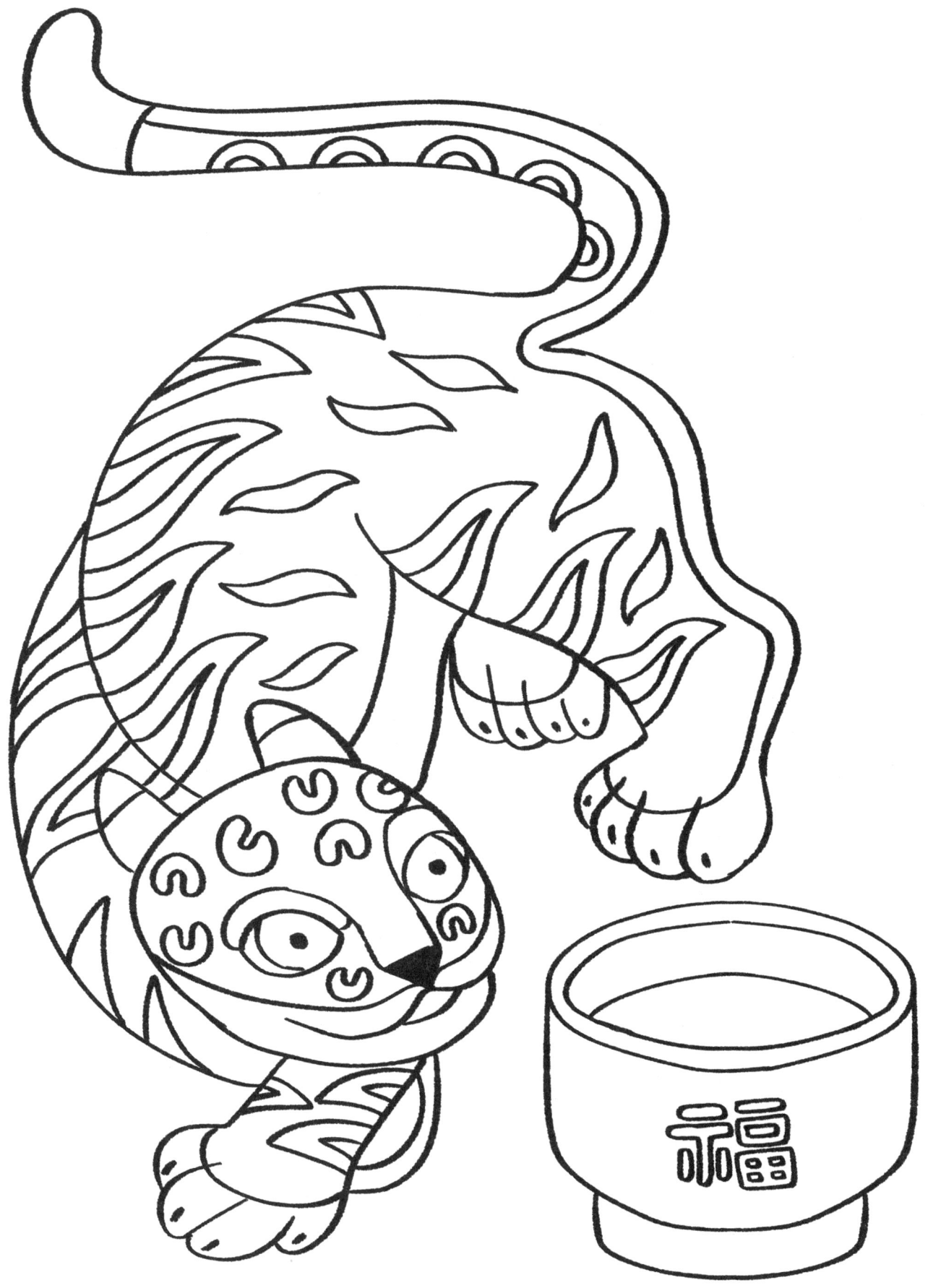

열매도

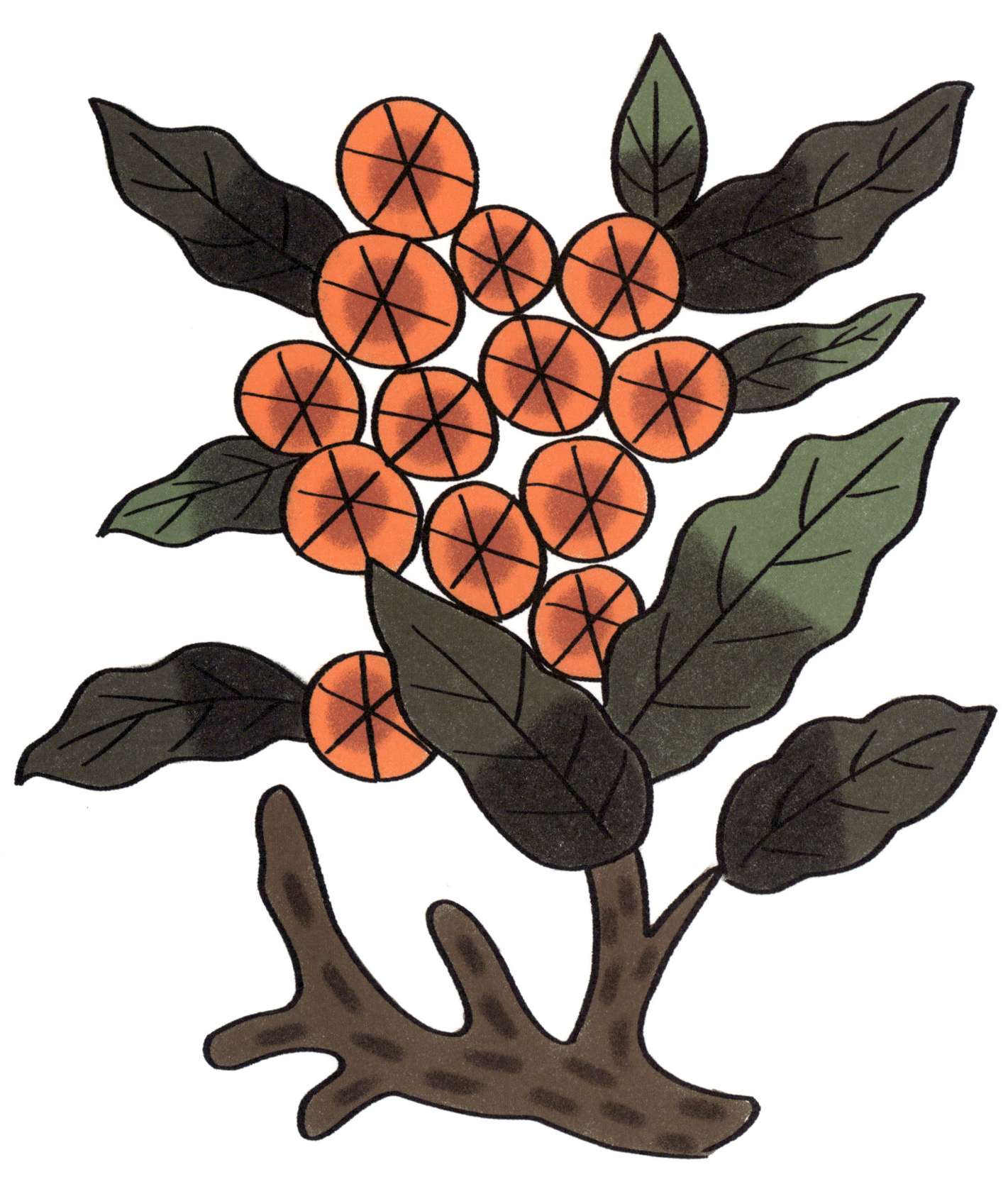

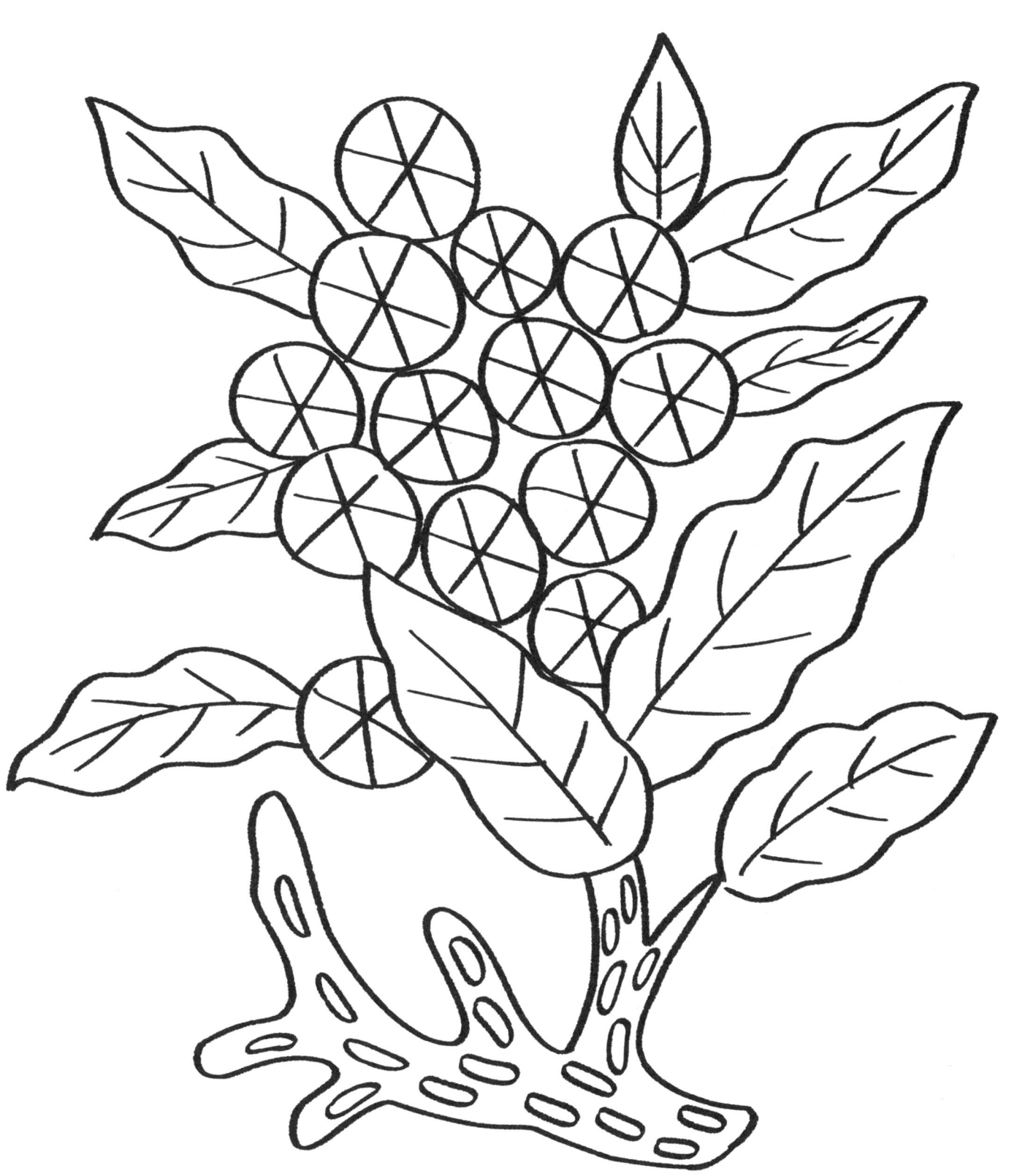

포도도

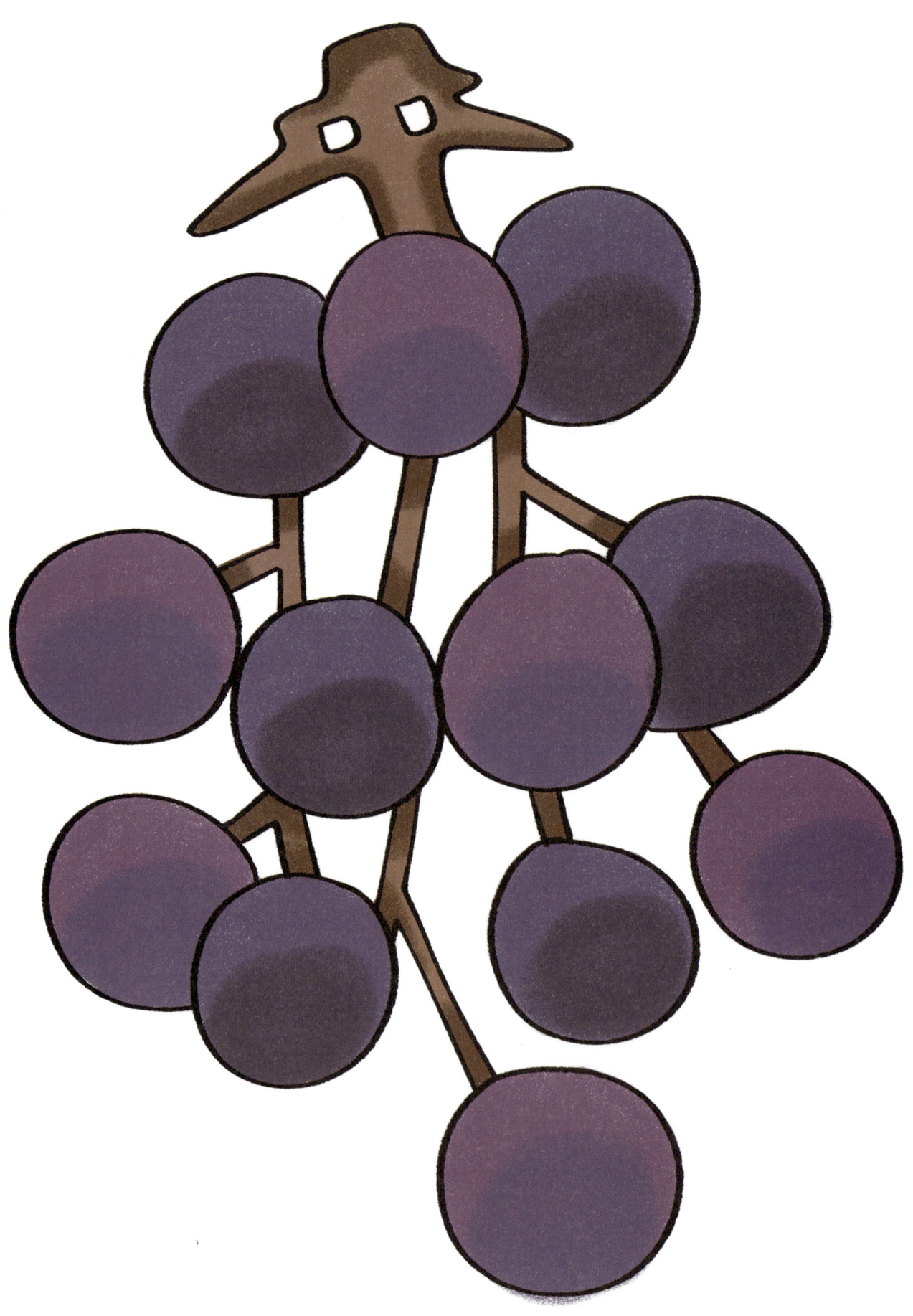

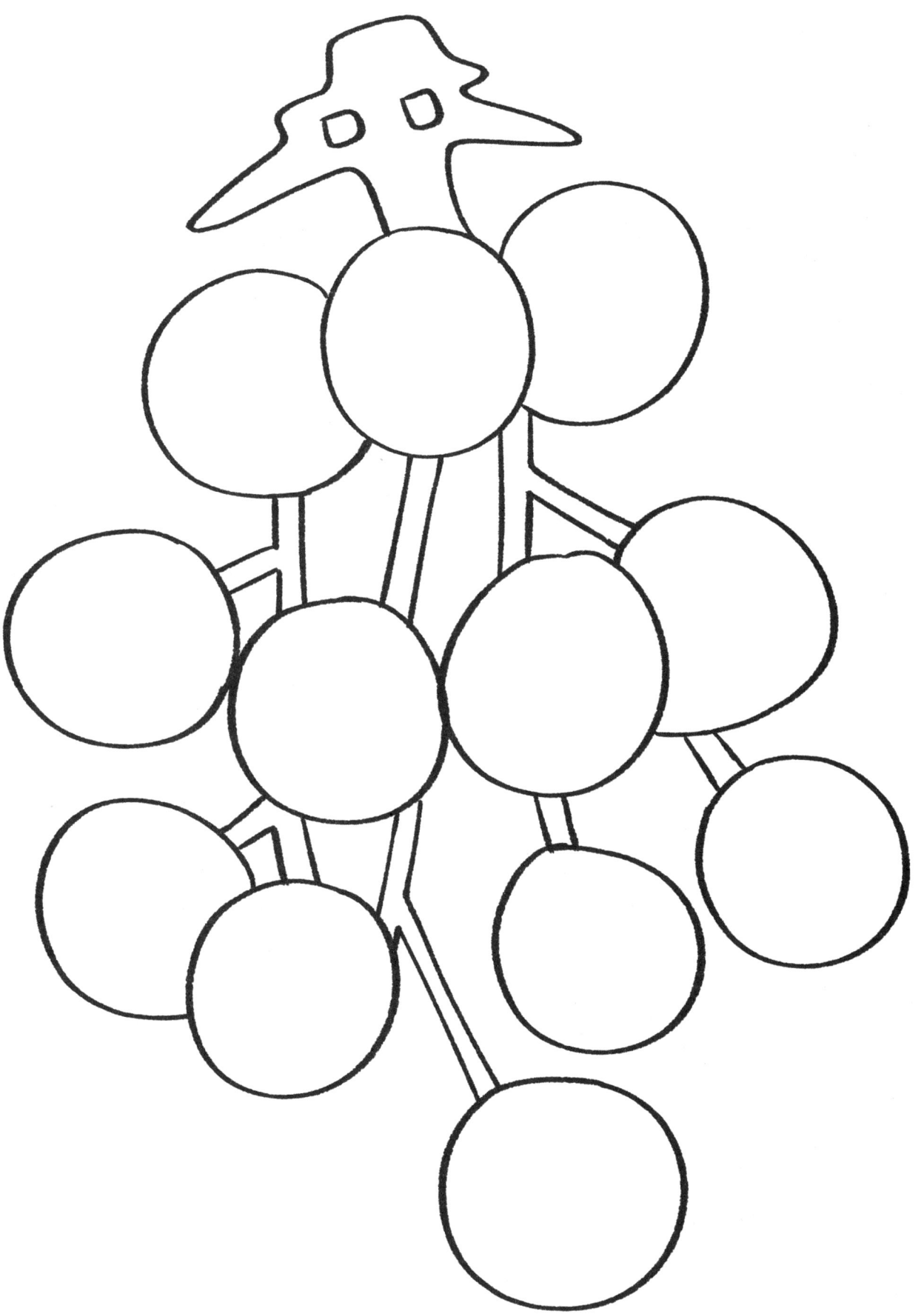

책가도

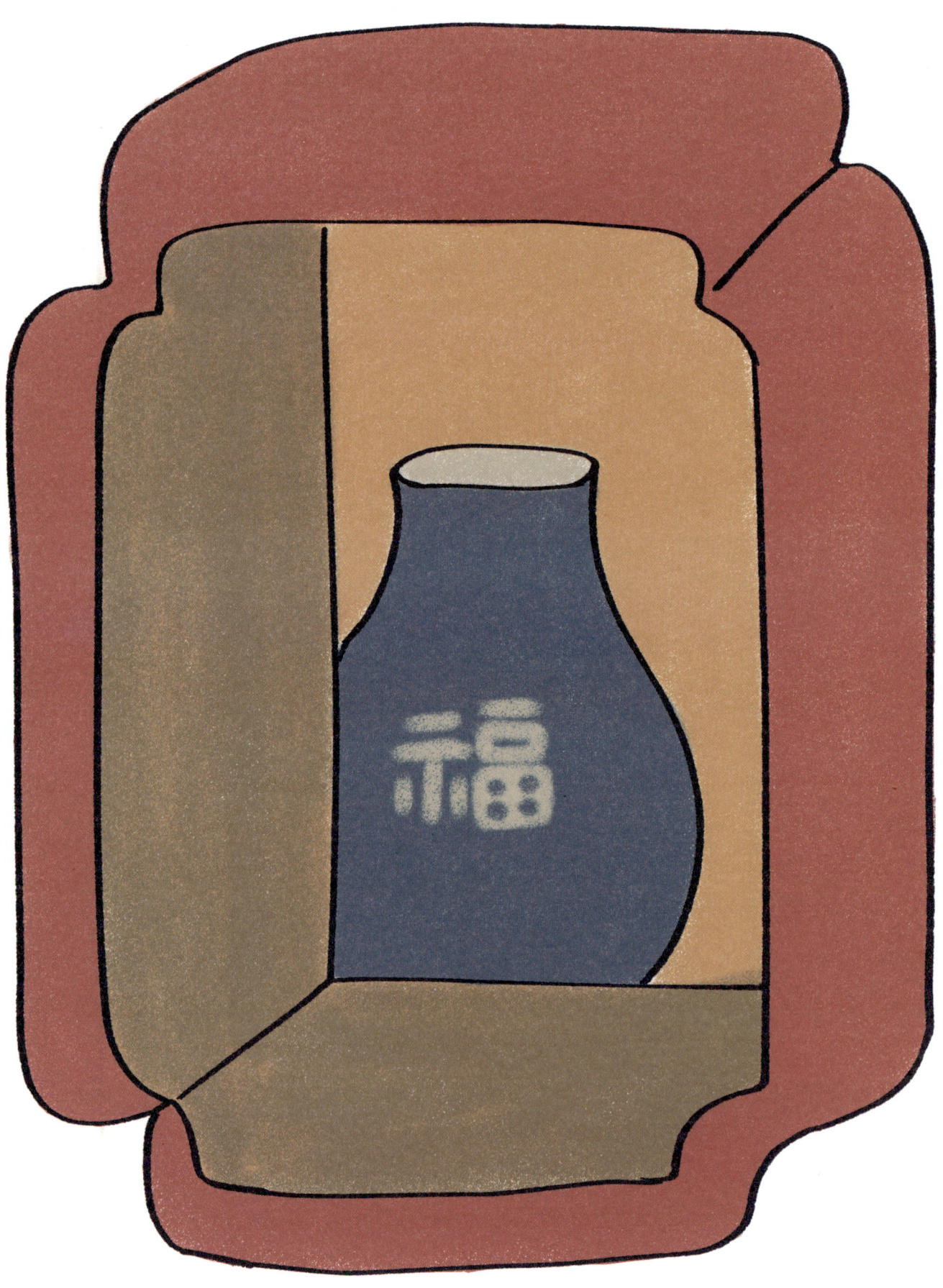

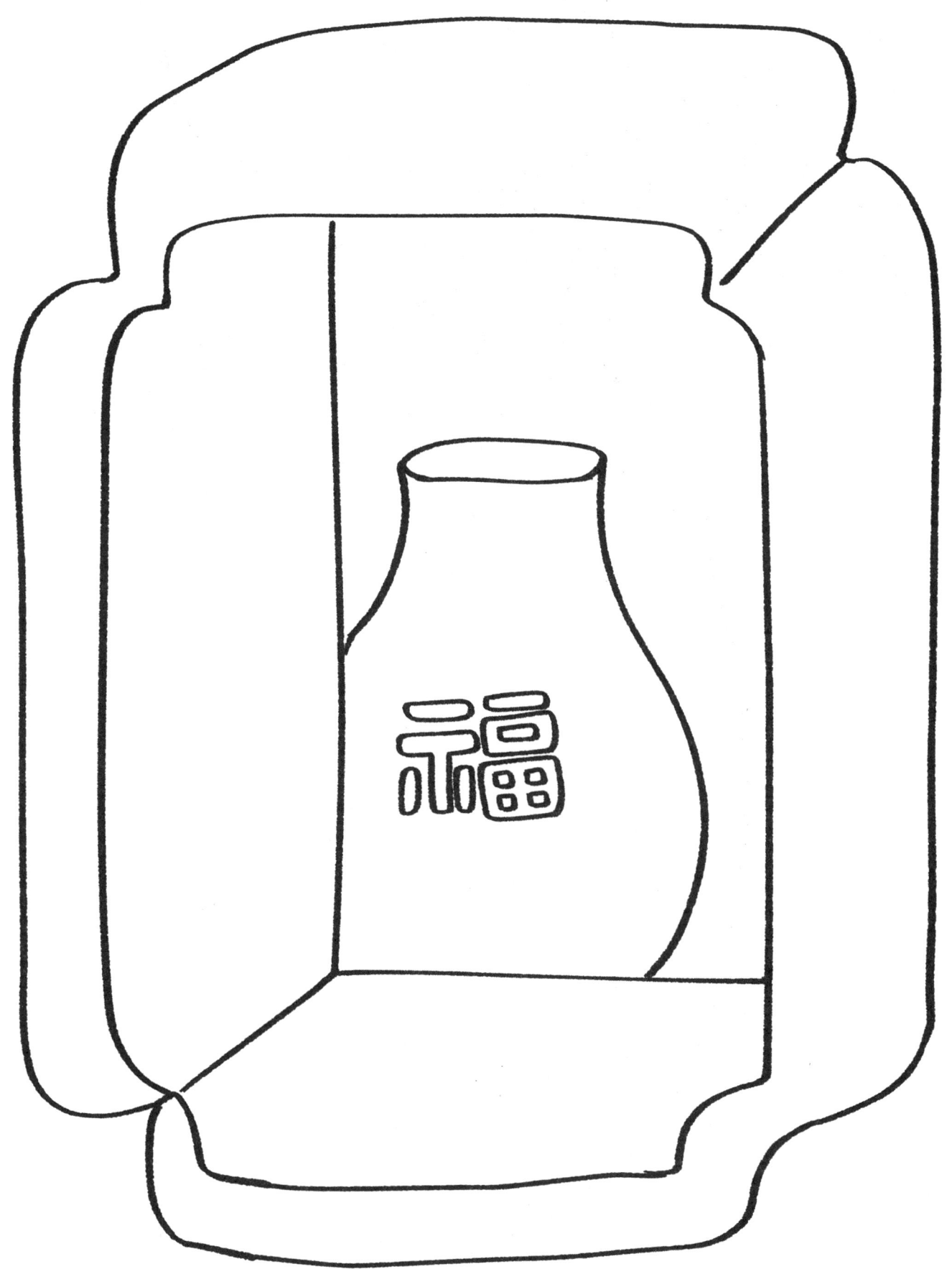

가지도

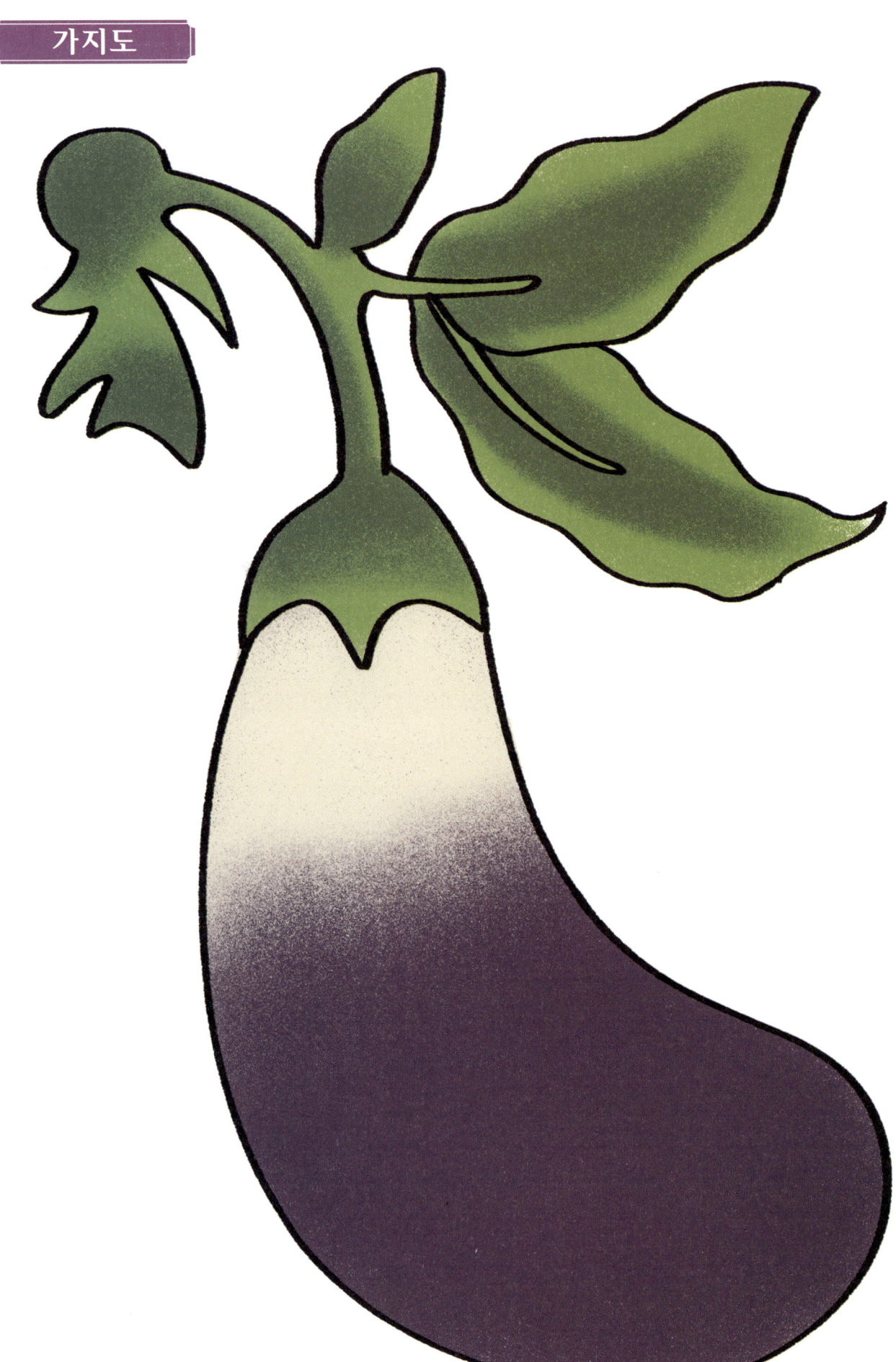

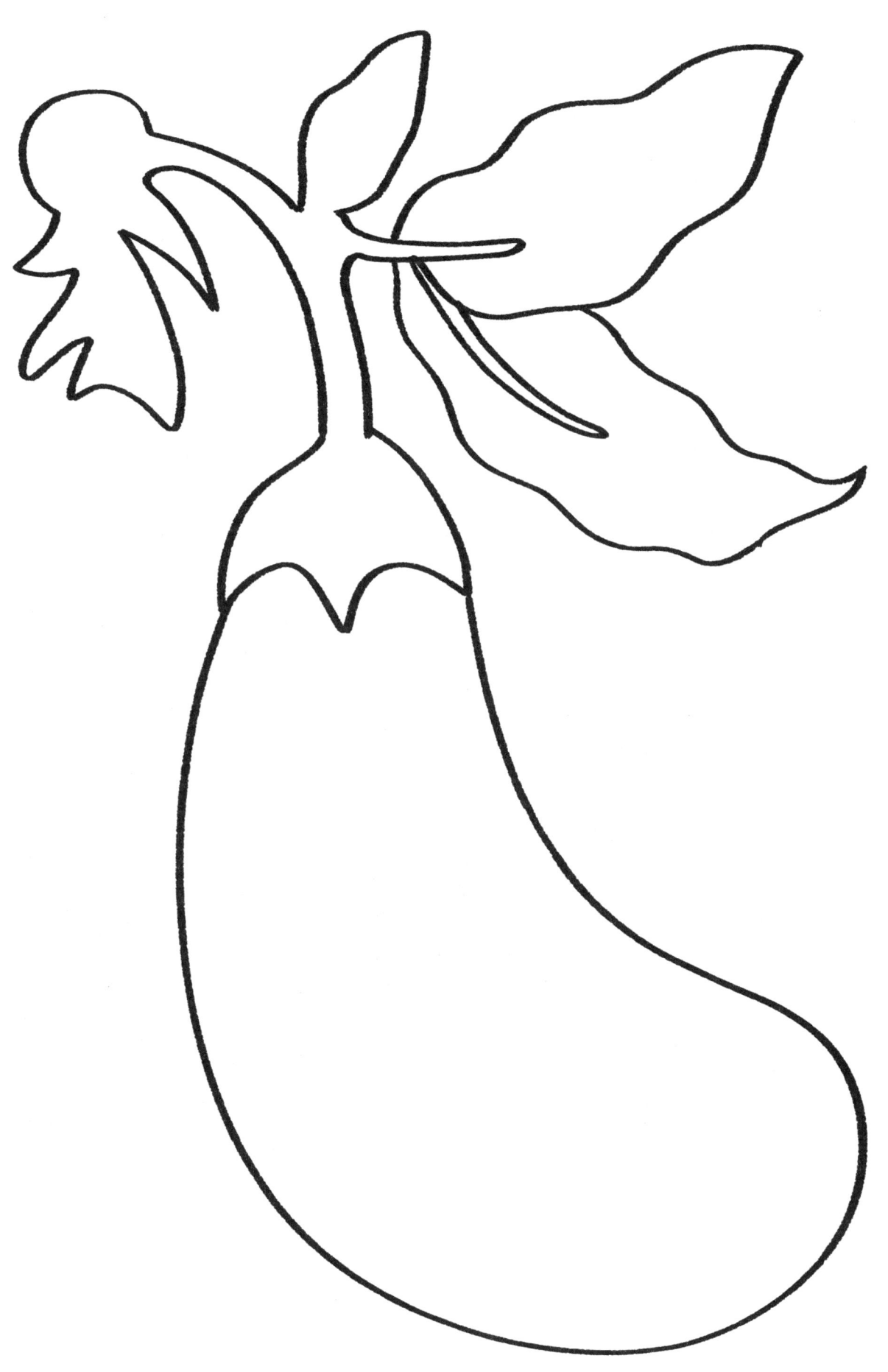

계복도

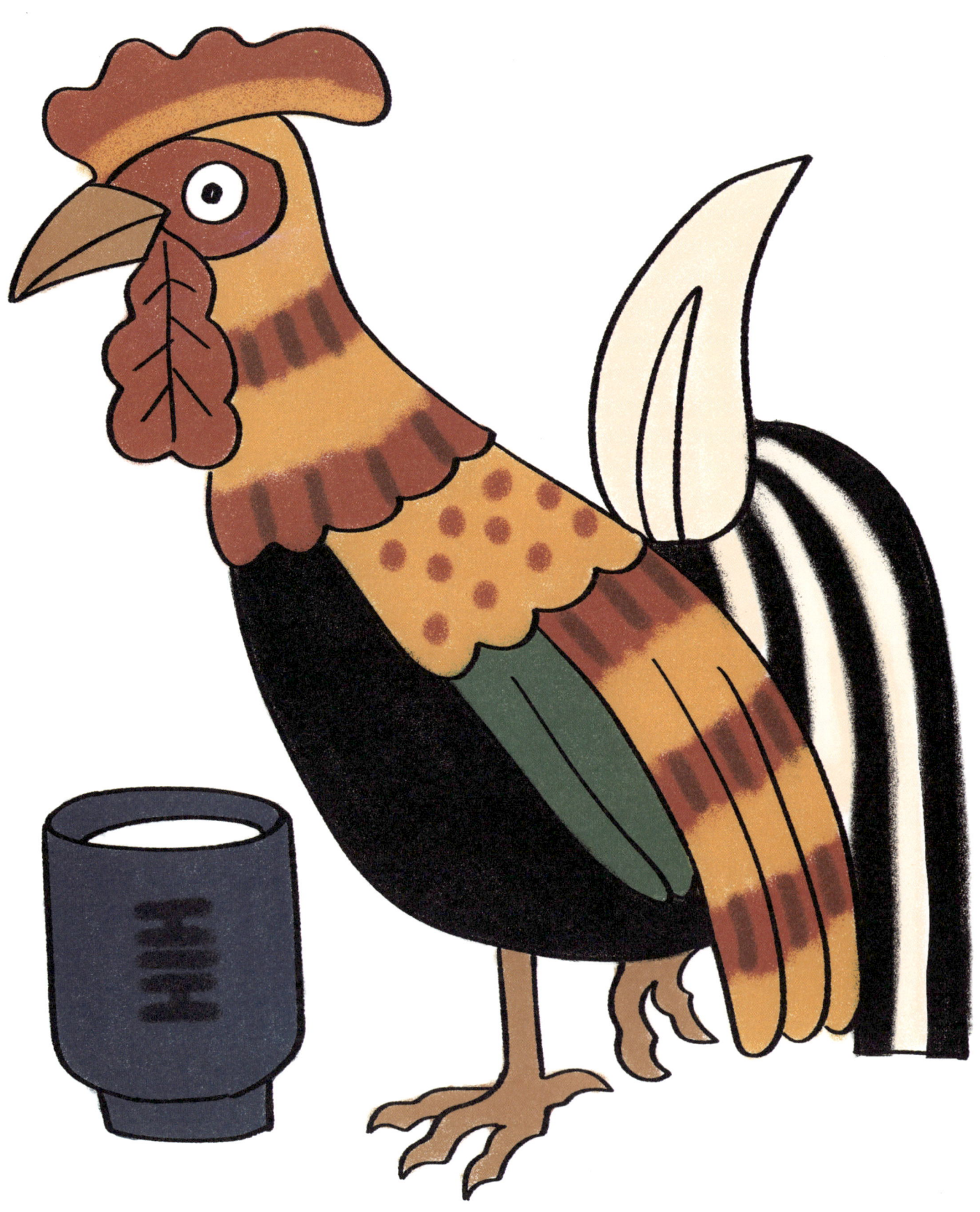

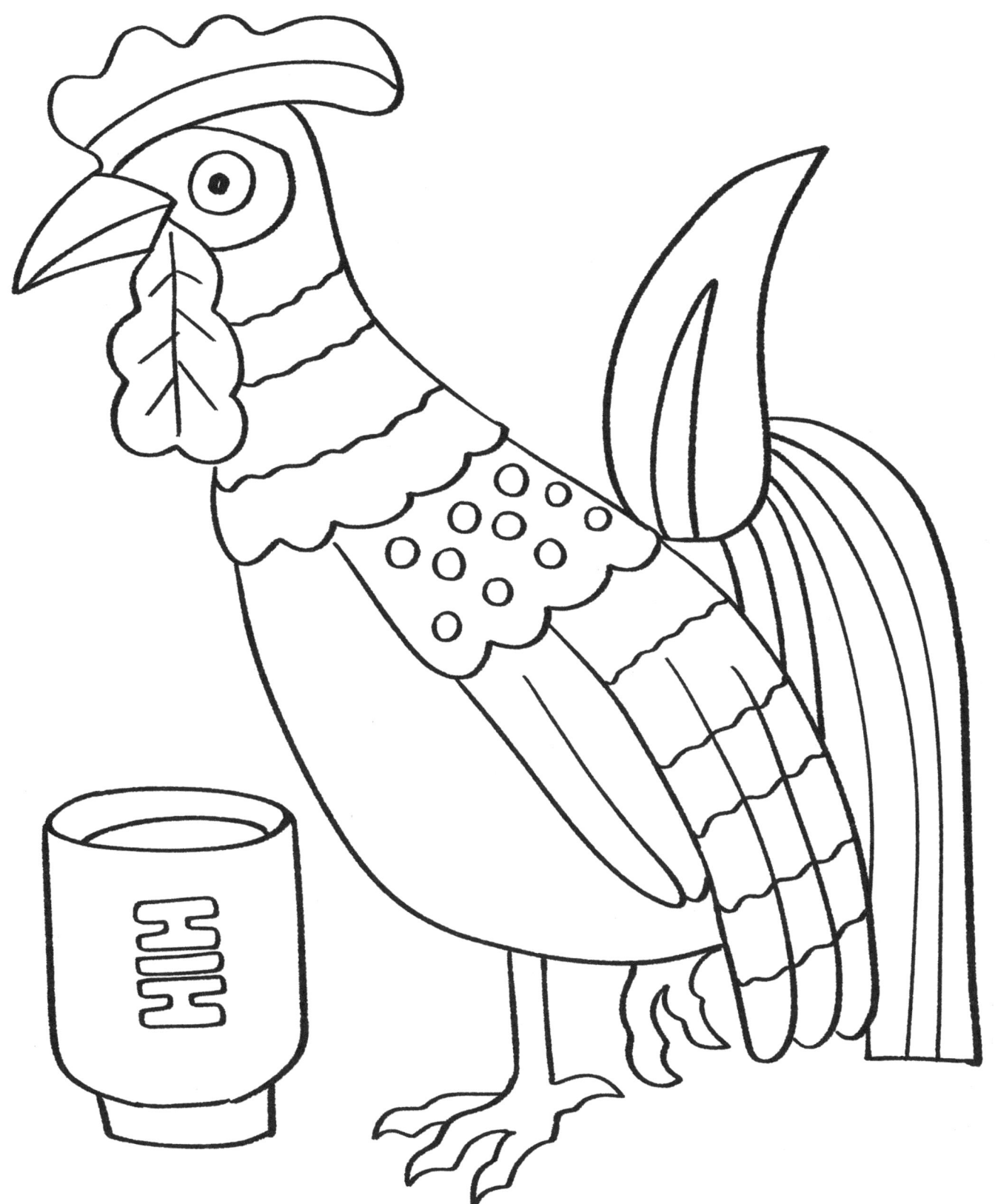

파초도

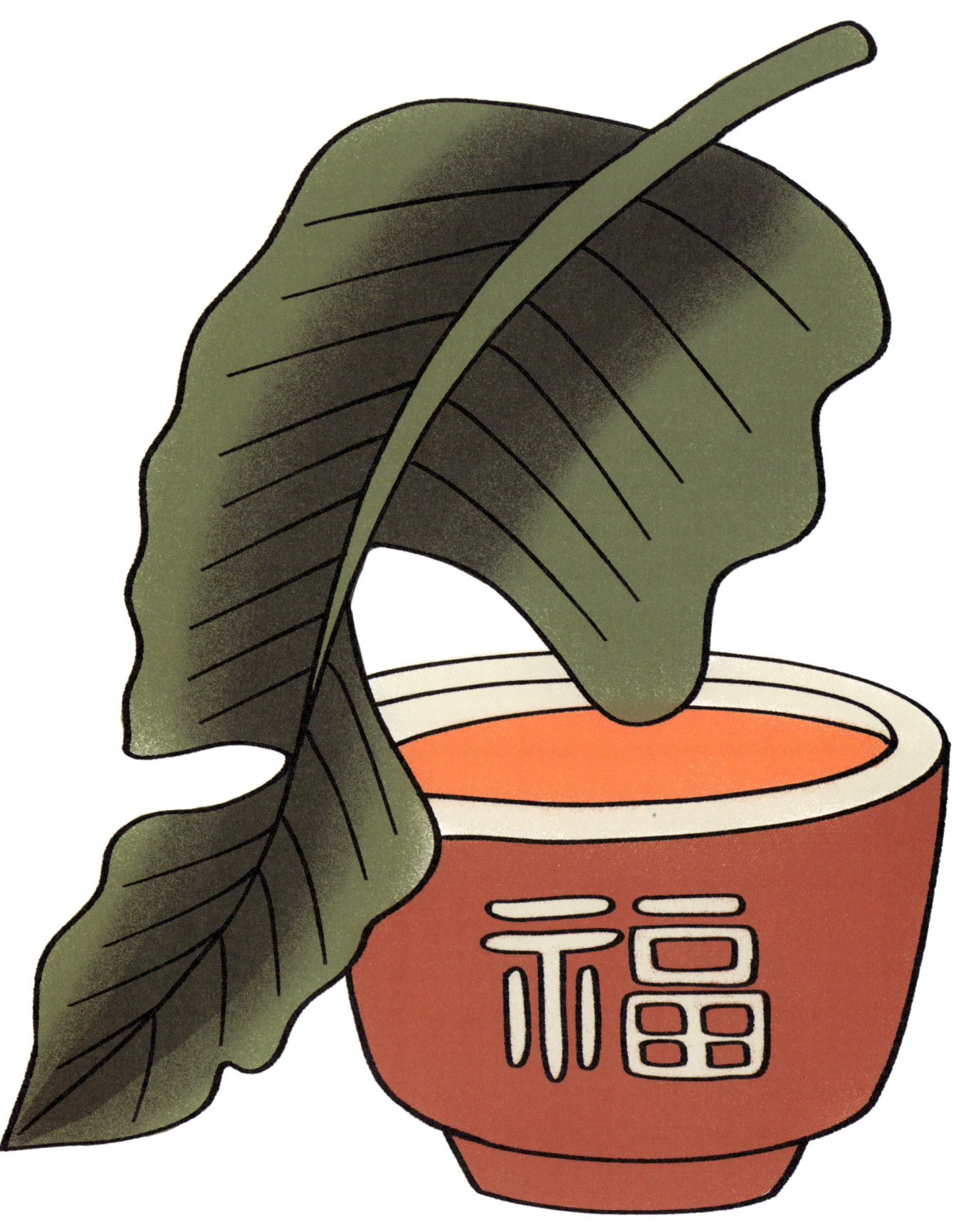

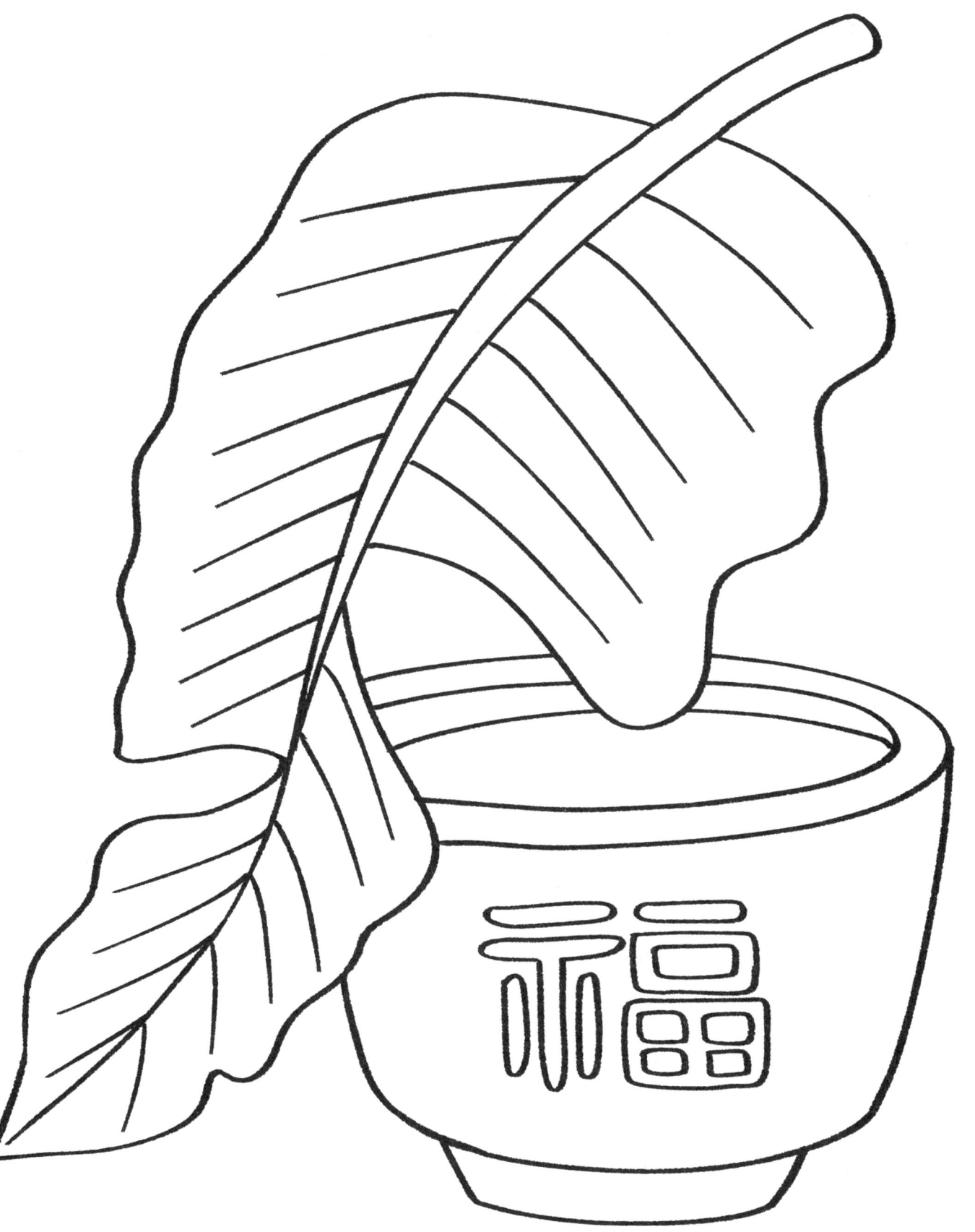

산약도

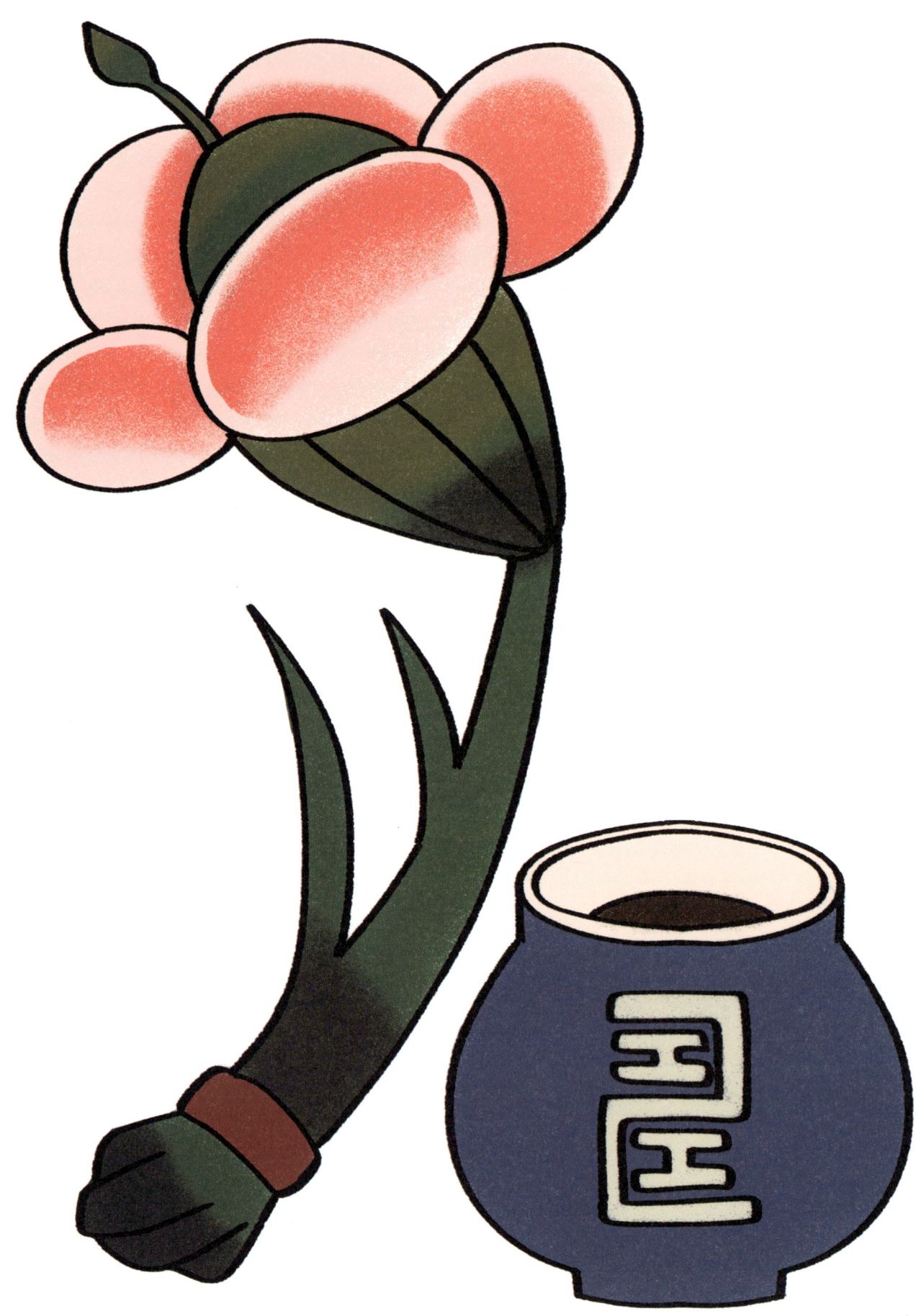

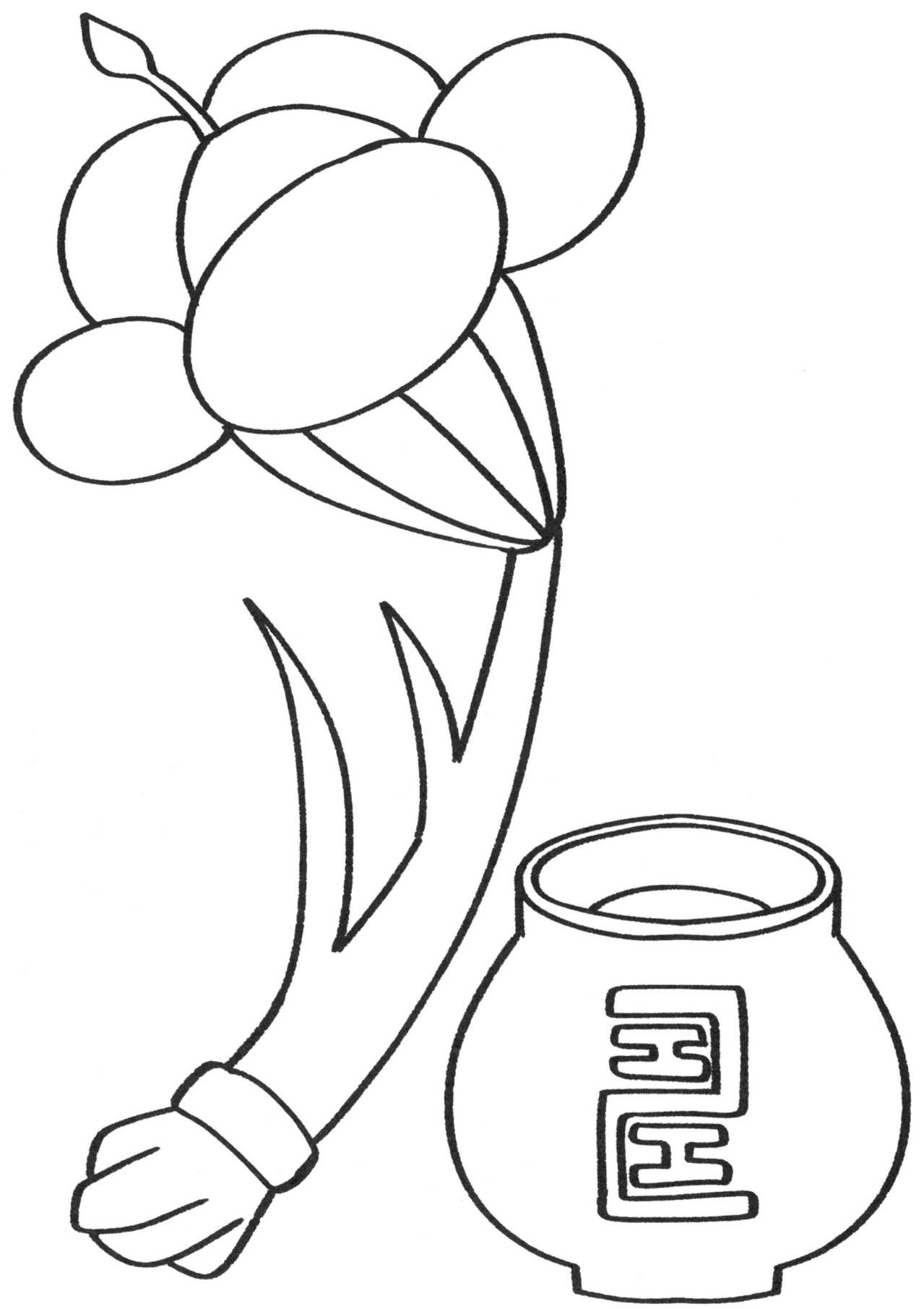

응복도

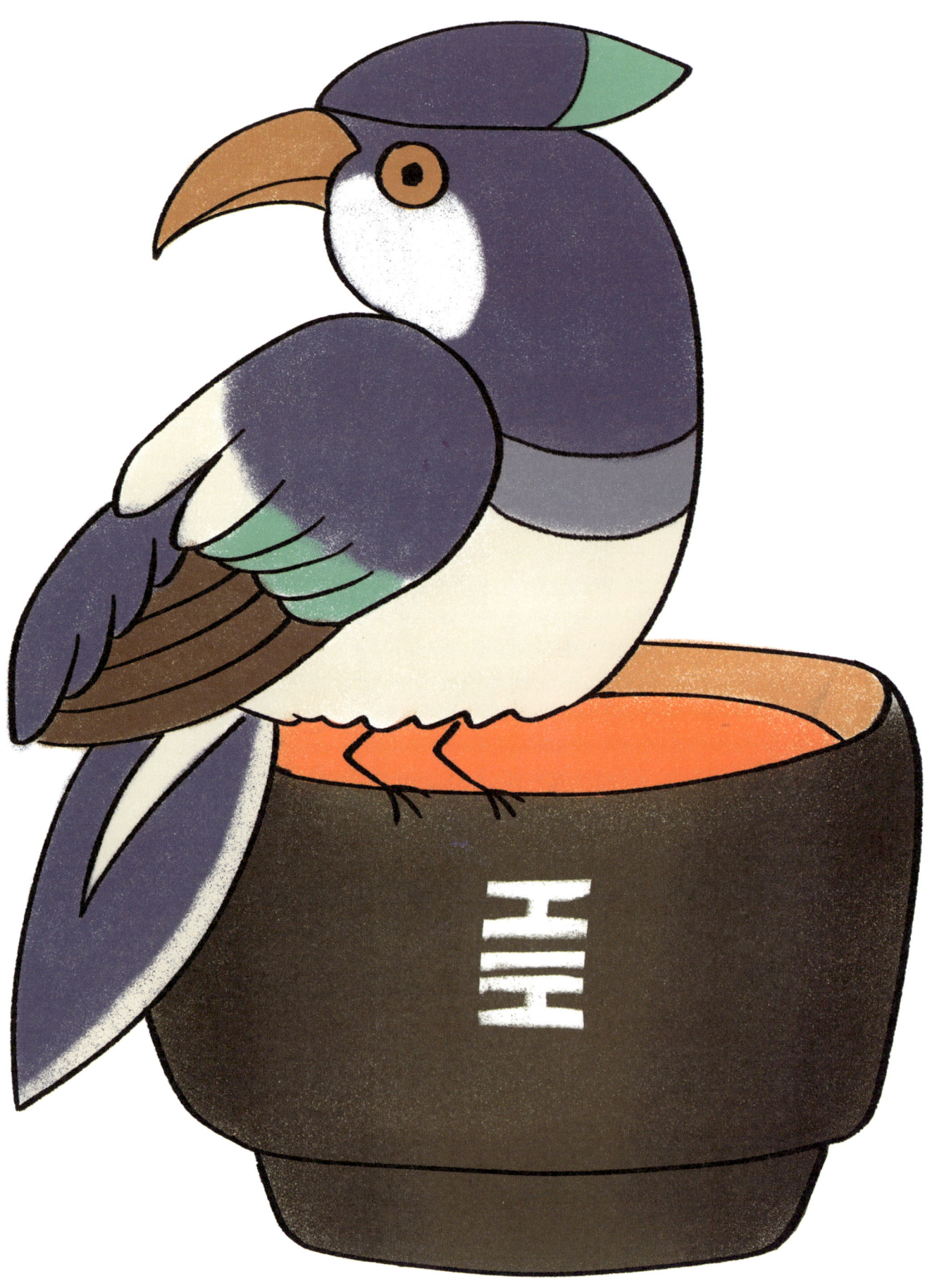

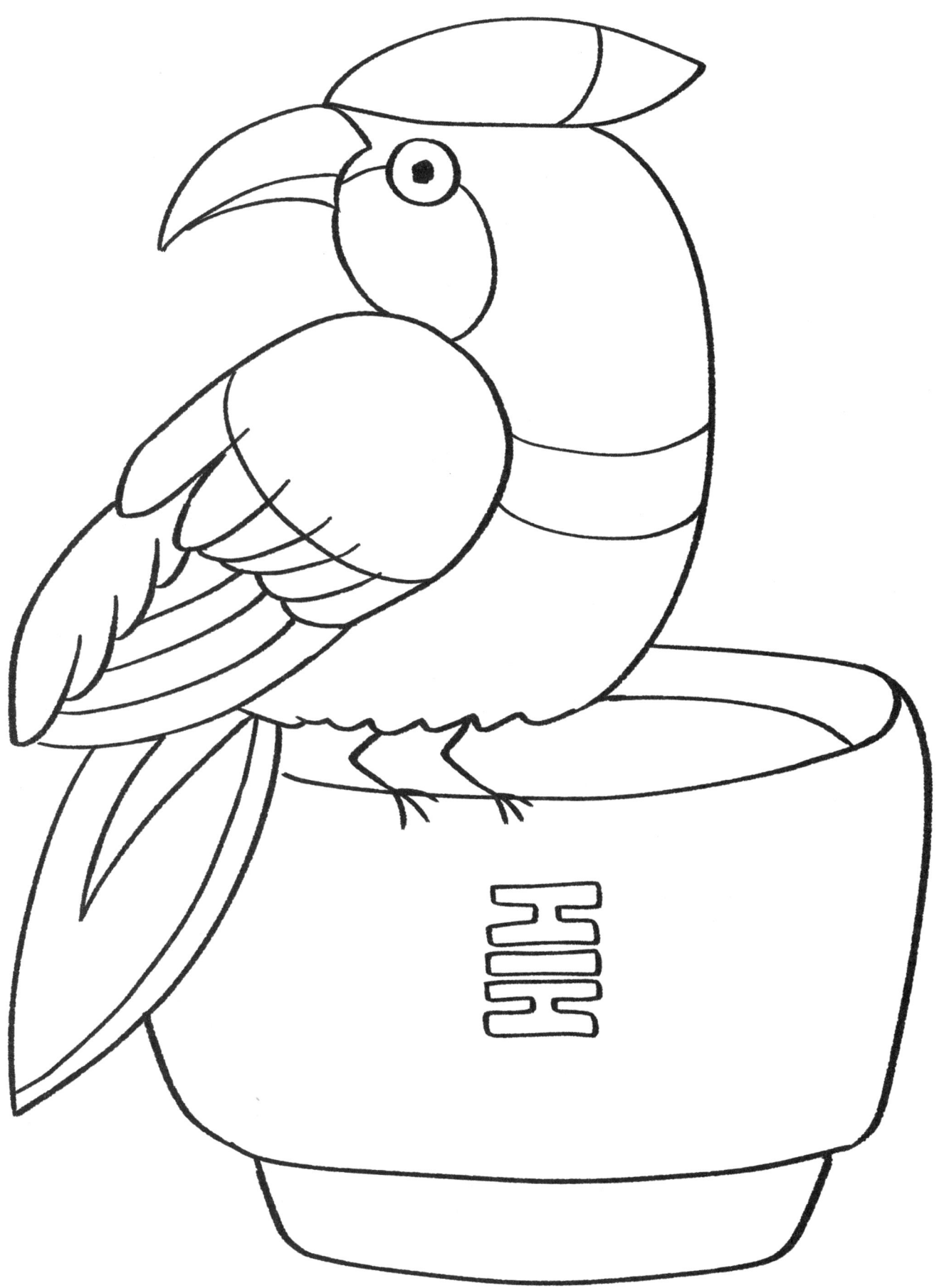

열매도

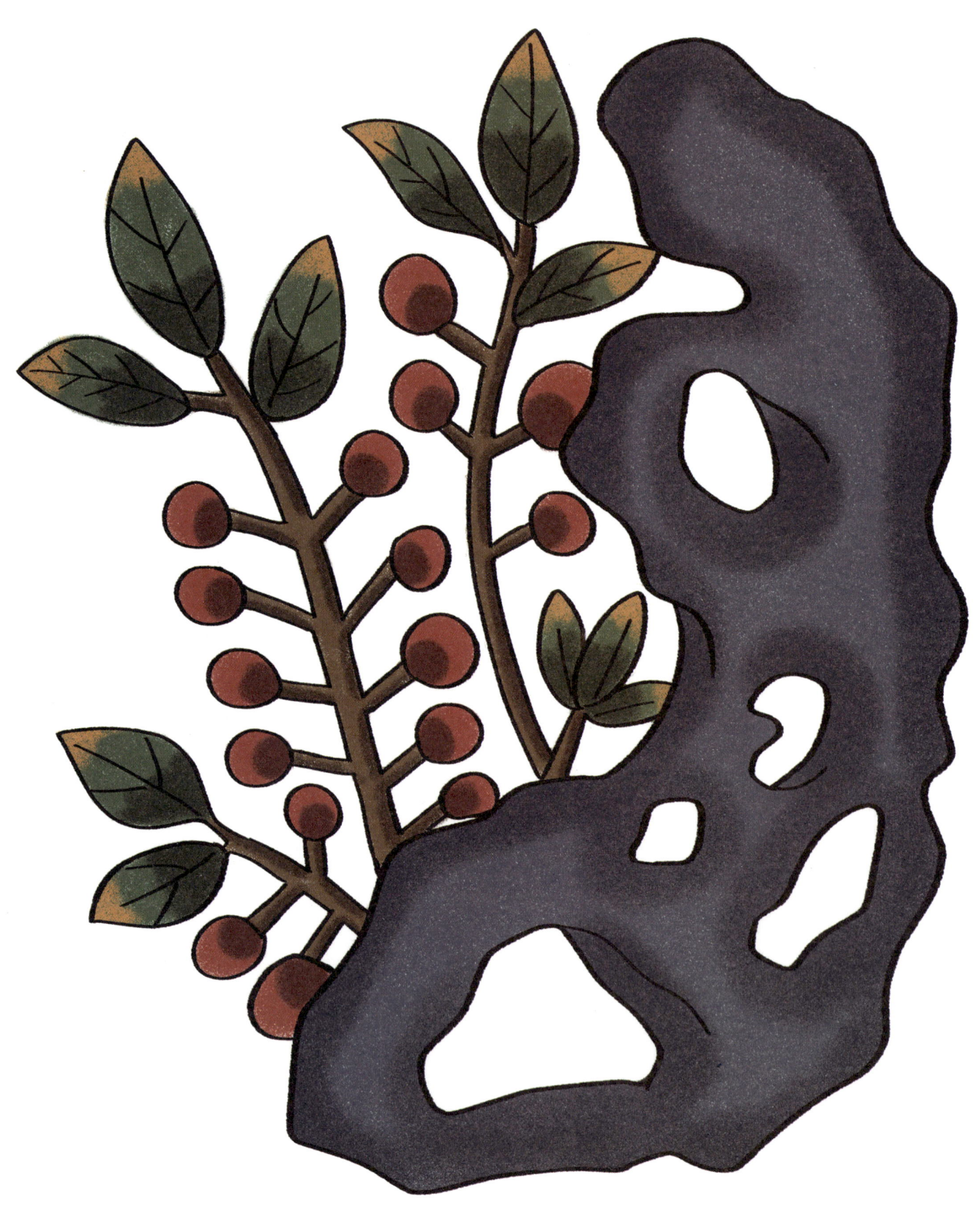

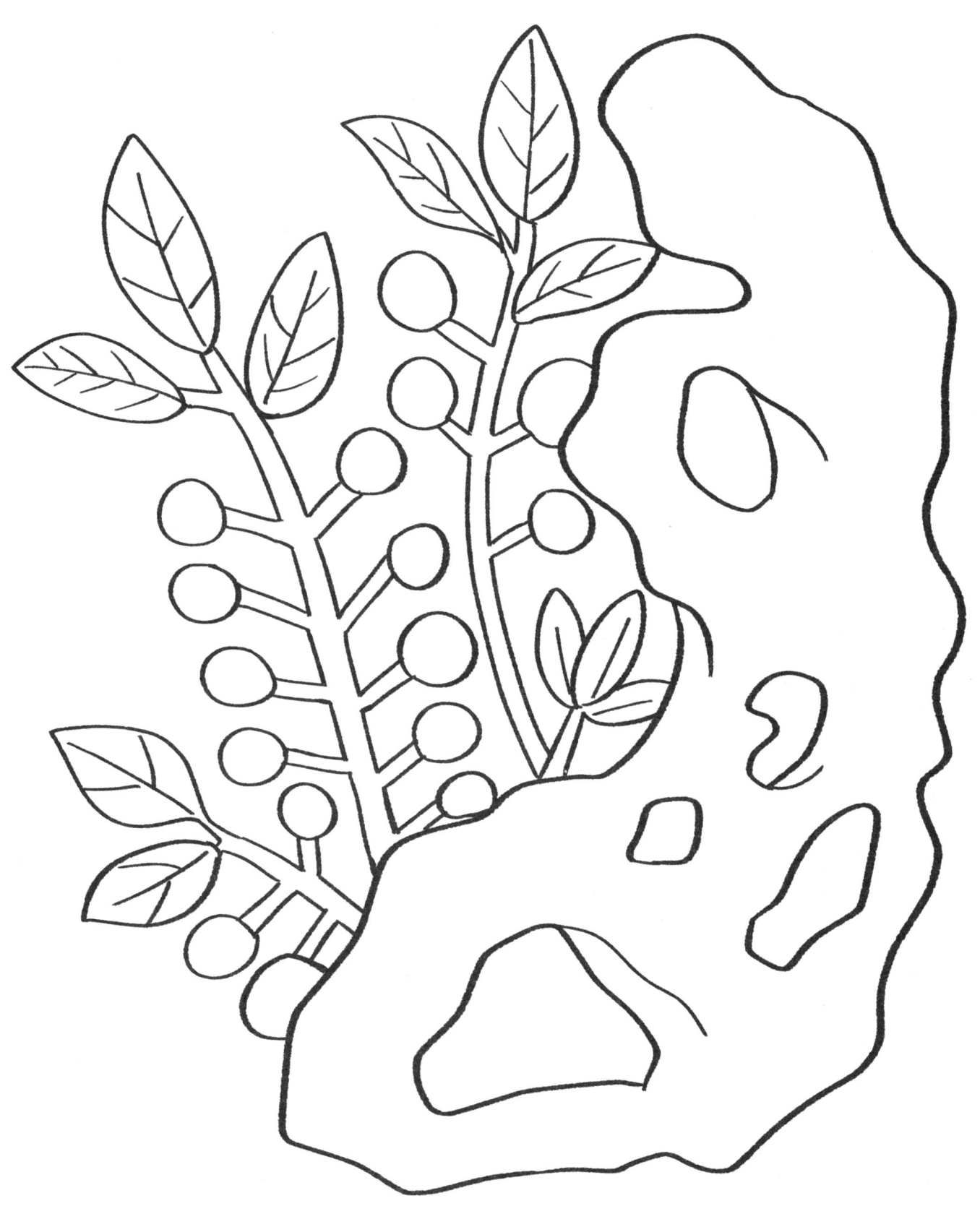

하합도

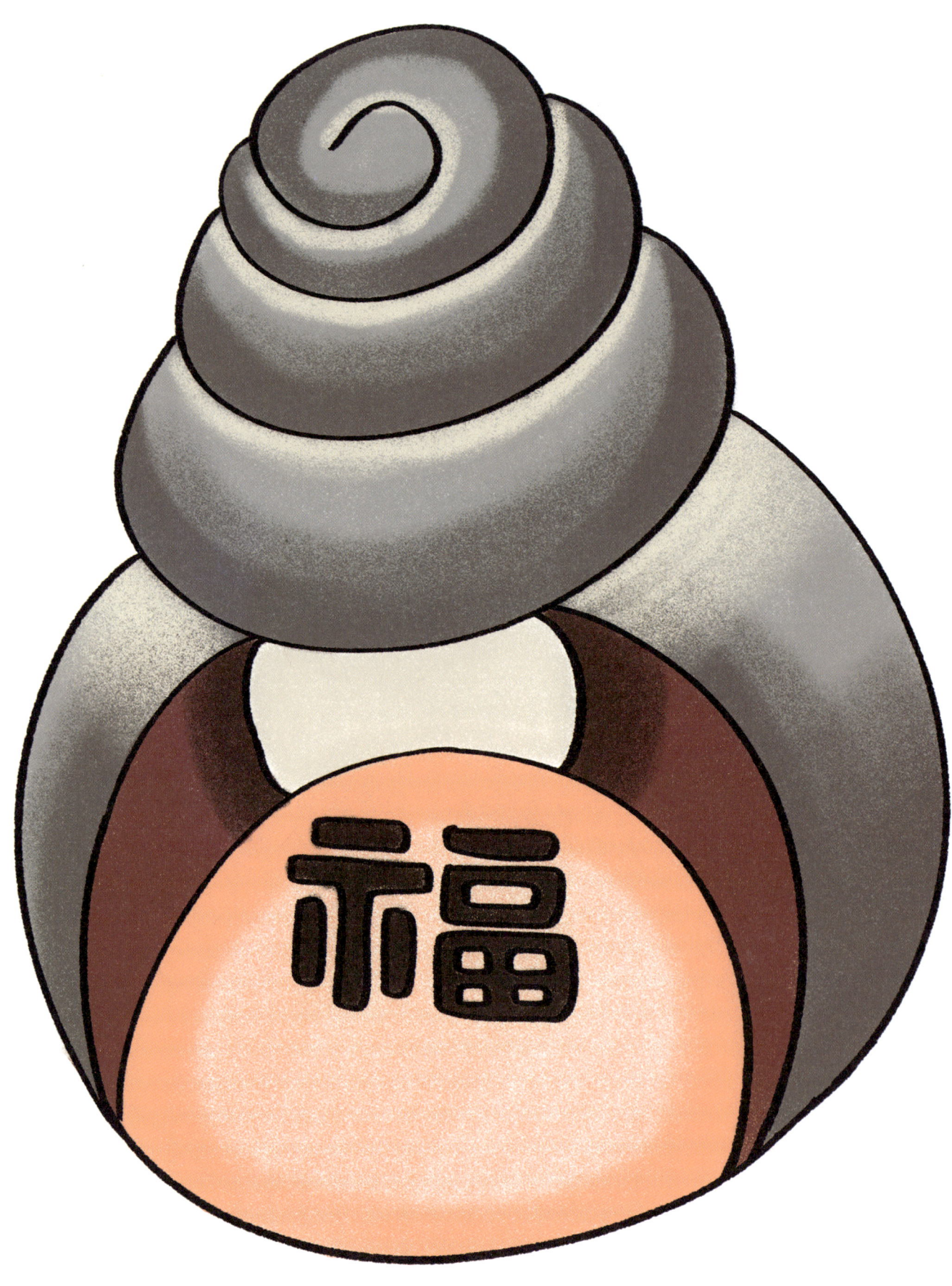

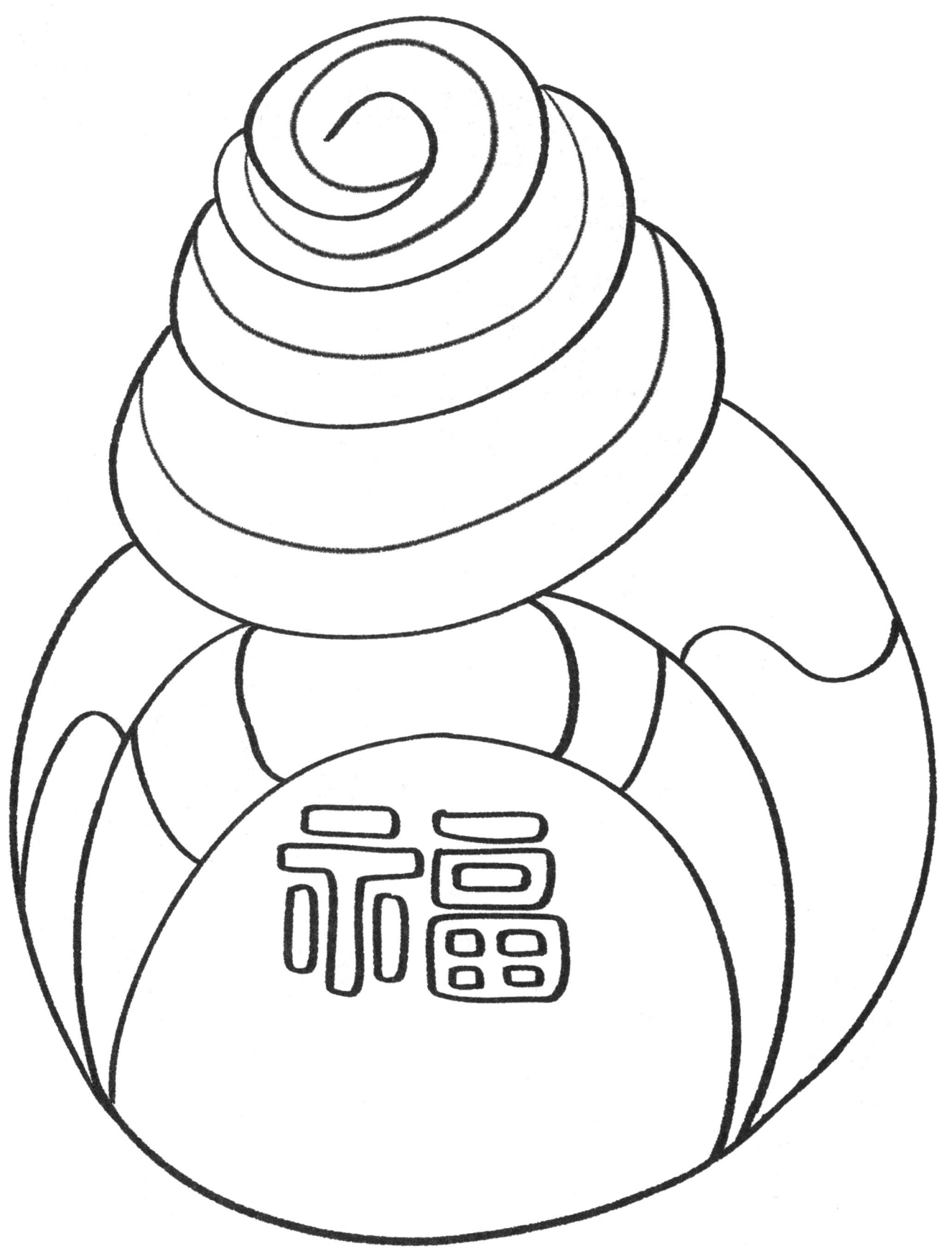

영모도

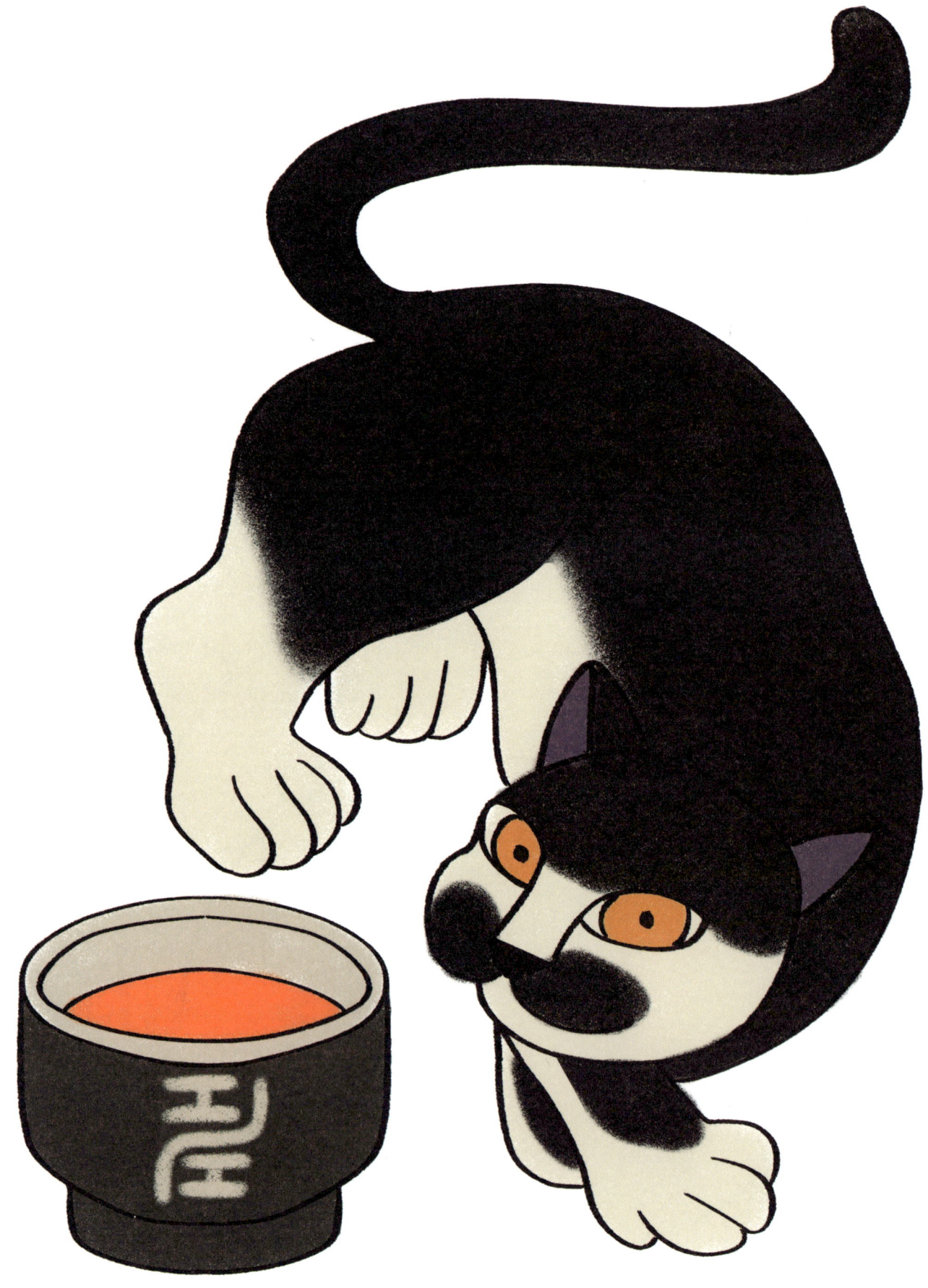

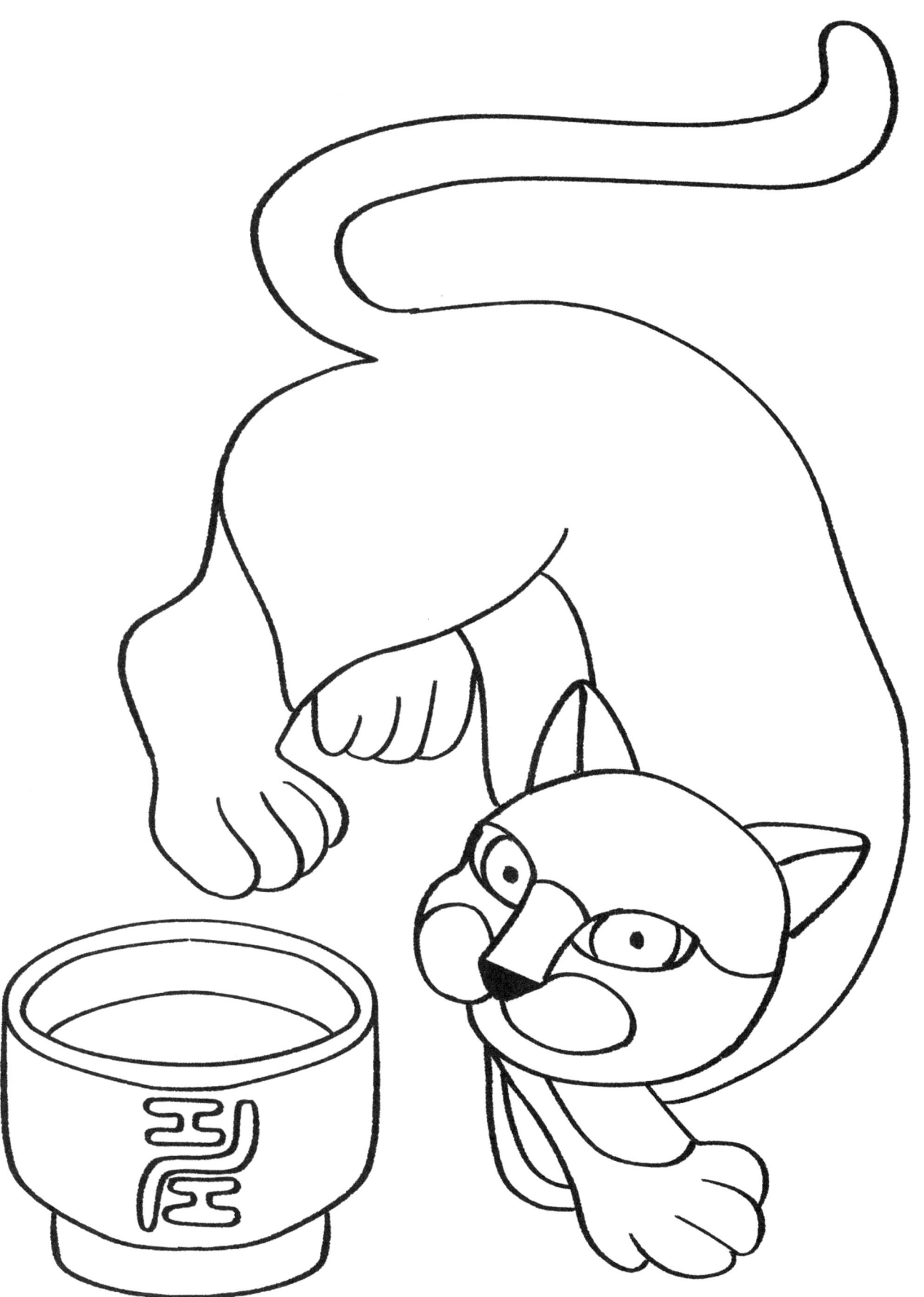

오이도

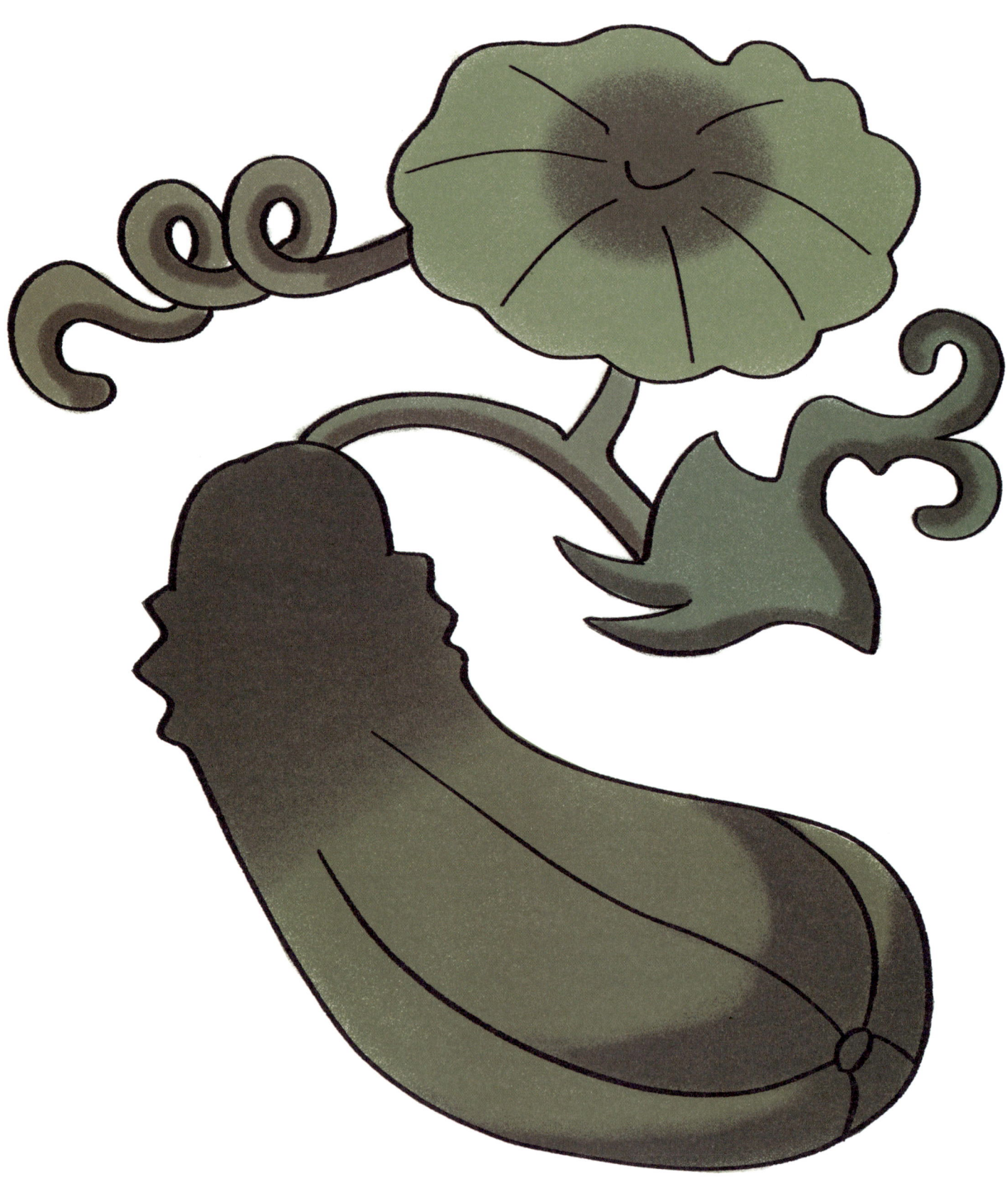

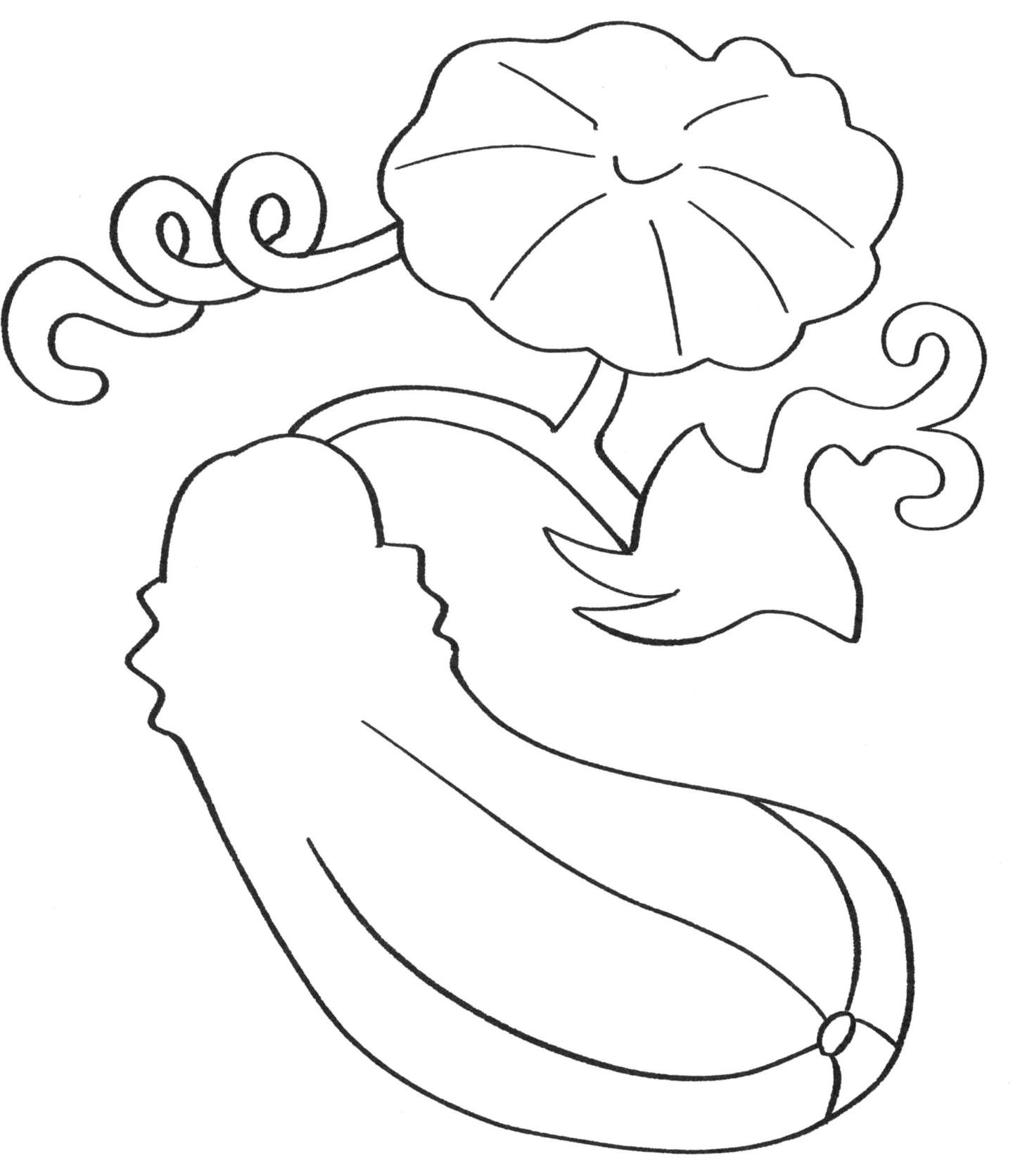

이 책은 저작권법에 따라 보호받는 저작물이므로 무단전재와 복제를 금지하며,
이 책 내용의 전부 또는 일부를 이용하려면 반드시 지오마노아의 서면동의를 받아야 합니다.

어르신 기억력 강화를 위한

색 칠 공 부
민화 1

펴 낸 곳 : 지오마노아
펴 낸 이 : 지오마노아
작   가 : 호아[정주홍]
쇼 핑 몰 : https://smartstore.naver.com/zio_manoah
주   소 : 경기도 군포시 금산로13 유일빌딩 453호
전   화 : 070.8064.8960

가   격 : 11,000원

이 책은 저작권법에 따라 보호받는 저작물이므로 무단전재와 복제를 금지하며,
이 책 내용의 전부 또는 일부를 이용하려면 반드시 지오마노아의 서면동의를 받아야 합니다.